Colin Goldner

# Alternative Diagnose- und Therapieverfahren

Colin Goldner

# Alternative Diagnose- und Therapieverfahren

## Eine kritische Bestandsaufnahme

Alibri

2008

**Colin Goldner**, klinischer Psychologe (promov.) und Wissenschaftsjournalist. Autor zahlreicher Bücher und Fachartikel. Leiter einer Beratungsstelle für Therapiegeschädigte. Kontakt: www.fkpsych.de

Die Abbildung auf dem Cover verwendet einen Kupferstich von Paulus Fürst aus dem Jahr 1656 („Doctor Schnabel von Rom"). Sie zeigt einen der umherziehenden Pestärzte jener Zeit, die sich in völliger Unkenntnis der Ursachen und Übertragungswege des „Schwarzen Todes" mit einem Wachsmantel und einer vor das Gesicht gebundenen Larve zu schützen suchten. Im Schnabel der Larve befand sich eine Mixtur aus Wurzeln und Kräutern, die als wirksame Prophylaxe gegen Ansteckung galt.

**Alibri Verlag**
www.alibri.de
Aschaffenburg
Mitglied in der Assoziation Linker Verlage (*aLiVe*)

1. Auflage 2008



Umschlaggestaltung: Claus Sterneck, Hanau
Druck und Verarbeitung: GuS Druck, Stuttgart

**ISBN 978-3-86569-043-2**

# Inhaltsverzeichnis

Vorwort

# Jenseits der Schulmedizin

Von Markus C. Schulte von Drach

Viele Menschen sind unzufrieden mit ihren Erfahrungen in der Arztpraxis und wenden sich alternativen Heilmethoden zu. Aber was hinter diesen Verfahren wirklich steckt, erfährt man häufig nicht. Dabei sind viele nicht nur völlig absurd und nutzlos – sie bergen auch Risiken. Umso wichtiger ist es, dass Patienten wissen, womit sie es tatsächlich zu tun haben.

Was tut man, wenn der neugeborene Nachwuchs plötzlich beginnt, immer wieder den Rücken durchzudrücken und sich zu überstrecken? Man geht zum Kinderarzt. Und was tun besorgte Eltern, wenn man dort lediglich die Auskunft erhält: „Vermutlich völlig harmlos. Weiter beobachten"? Man hört auf den Rat von Bekannten und Verwandten, die einen Heilpraktiker empfehlen, zum Beispiel eine „unglaublich erfolgreiche Craniosakral-Therapeutin". Selbst wenn man von Hause aus skeptisch ist gegenüber alternativen Heilmethoden – die Verantwortung lastet schwer auf den Schultern der Eltern. Wer möchte seinem Kind schon eine möglicherweise hilfreiche Behandlung vorenthalten? Und man will ja offen sein für Neues.

Wenige Tage später gaben wir unseren Sohn in die Hände einer Heilpraktikerin, die eine Weile sanft an ihm herumdrückte. Eine richtig ausgebildete Therapeutin, so erfuhren wir, ertastet auf diese Weise den Rhythmus der Gehirn- und Rückenmarksflüssigkeit. Ein Rhythmus der Gehirn- und Rückenmarksflüssigkeit? Von einem solchen Phänomen hatte ich weder als Biologe noch als Wissenschaftsjournalist je gehört. Aber die Wissenschaft macht schließlich ständig neue Entdeckungen. „Rhythmus-Störungen", erklärte uns die Frau weiter, „deuten auf Blockierungen im Körper", die zu den verschiedensten Symptomen führen könnten. Aber sie konnte uns beruhigen: Häufig ließen sich die Blockaden durch vorsichtigen Druck an den richtigen Körperstellen lösen. Wie wir später hörten, soll die Behandlung bei den verschiedensten Leiden helfen – von stressbedingten Verspannungen bis hin zu Parkinson und Multipler Sklerose.

Während es mir gelungen war, vor und während der Behandlung meine Skepsis zu verdrängen, konnte ich danach nicht widerstehen, die Behauptungen der Therapeutin zu überprüfen. Eine kurze Recherche ergab: Ein „Craniosakral-Rhythmus" ist wissenschaftlich nicht belegt.

Na gut. Es „gibt mehr Ding' im Himmel und auf Erden, als Eure Schulweisheit sich träumt, Horatio", wie Shakespeare seinen Hamlet weise sagen lässt. Und Recht hat Hamlet!

Schließlich hat der Kosmos schon eine ganze Reihe unglaublicher Überraschungen für uns parat gehalten. Und immer wieder müssen wir uns eingestehen, wie wenig unsere Sinne uns über die Realität eigentlich mitteilen. (Oder begreifen Sie vielleicht die Sache mit dem Licht, das einmal Welle, einmal Teilchen und irgendwie beides zugleich ist, wie die Physiker seit hundert Jahren wissen?) Wenn in der Natur solche sprichwörtlich übersinnlichen Phänomene existieren – warum sollte es dann nicht auch einen „Craniosakral-Rhythmus" geben, den nur speziell ausgebildete Therapeuten wahrnehmen können?

Klar, warum nicht? Nur: Das ist die falsche Frage.

Shakespeares skeptischer Horatio würde hier vielmehr fragen: Wenn diese Therapeuten einen der Wissenschaft bislang unbekannten Rhythmus ertasten können, wieviele Rhythmen stellen dann zwei Therapeuten gleichzeitig an einem Patienten fest? Die Antwort lautet: Bei entsprechenden Versuchen erspüren zwei Therapeuten an derselben Person zur selben Zeit ... zwei Rhythmen. Der „Craniosakral-Rhythmus" stammt demnach nicht vom Patienten. Er ist lediglich ein Gefühl der Therapeuten. „Die Zuverlässigkeit der Diagnose", so schlossen bereits vor einigen Jahren amerikanische Osteopathen – also Experten genau jener Schule, zu der auch die „Craniosakral-Therapie" eigentlich gehört –, geht demnach „gegen null". Es scheint, als hätten wir unserem Sohn lediglich eine nette Babymassage verschafft – mehr nicht.

Wieso aber haben dann so viele Menschen das Gefühl, ihnen oder ihrem Kind ginge es nach der Behandlung besser?

Wer nicht weiterhin an den „Craniosakral-Rhythmus" glauben mag, findet dafür wohl nur eine Erklärung: Schon das Gefühl, dass man mit dem Besuch eines Heilpraktikers die Hilflosigkeit nach dem Besuch beim Kinderarzt überwunden hat, tut gut. Es macht Patienten und auch Eltern sicherer – und das spüren vermutlich auch ihre Kinder. Schon so dürfte das Wechselspiel zwischen Heilpraktiker, Kind und Eltern positive Folgen haben. Nur muss man sich in diesem Fall der Ehrlichkeit halber eingestehen: Es handelt sich offenbar um einen mit teurem Geld erkauften Placeboeffekt. Ähnlich wirksam sind Scheinmedikamente, wenn uns der Arzt nur glaubhaft versichert, es handele sich um das beste verfügbare Medikament.

Und angesichts der Erkenntnisse der Bewusstseinsforscher und Psychologen ist eines inzwischen klar. Unser subjektiver Eindruck täuscht uns regelmäßig und massiv – sowohl über unsere eigenen Leiden als auch über die Befindlichkeit unserer Kinder.

Trotzdem werden viele Heilmethoden wie die „Craniosakral-Therapie“ in der Gesellschaft inzwischen als gleichberechtigte Alternative zur Schulmedizin wahrgenommen.

Doch es gibt einige wichtige Unterschiede, die man bei der Auswahl einer Therapie berücksichtigen sollte.

Schulmediziner behandeln ihre Patienten in der Regel mit Produkten der Pharmaindustrie. Arzneimittelhersteller aber sind keine Wohlfahrtsunternehmen. Das Mittel, das ein Arzt verschreibt, ist deshalb vielleicht tatsächlich das Beste, das zur Verfügung steht. Vielleicht ist es aber auch den Herstellern einfach nur gelungen, diesen Eindruck zu erwecken.

Auch werden Medikamente in Tierversuchen getestet, deren Ergebnisse sich nicht unbedingt auf Menschen übertragen lassen. Und auch die abschließenden Tests an menschlichen Probanden gewährleisten nicht, dass die Medikamente wirklich sicher sind. Immer wieder kommt es in den klinischen Studien zu Fehlern, immer wieder versuchen Unternehmen, Wissenschaftler, die ihre Produkte prüfen, zu beeinflussen oder zu manipulieren. Und bei manchen Mitteln sind gefährliche oder tödliche Nebenwirkungen erst nach der Zulassung erkannt worden, wie etwa der Contergan-Skandal und die Erfahrungen mit Mitteln wie Vioxx oder Tyrisol zeigen.

Aber immerhin: Die Wirksamkeit der Behandlungsmittel und -methoden wird überhaupt getestet. Eine Placebo-Wirkung allein reicht nicht aus. Und es gibt zu jedem Medikament einen Beipackzettel mit einer Liste möglicher Nebenwirkungen.

Bei den meisten alternativen Heilmethoden ist das anders. Sie bringen ihren Vertretern und den Herstellern der entsprechenden Mittel wie etwa Homöopathika inzwischen zwar echtes Geld, dabei mangelt es in der Regel an echten – sprich objektiven – Belegen ihrer Wirksamkeit. Und von Risiken, die von den Behandlungen ausgehen können, erfährt man selten – selbst wenn sie bekannt sind. „Es kann ja nicht schaden, eine Alternative zu versuchen“, hört man häufig. Aber es ist nicht ungefährlich, einem Säugling während einer „Craniosakral-Therapie“ an den noch nicht verwachsenen Schädelknochen herumzudrücken.

Warum aber zeigen so viele Menschen trotzdem ein so starkes Bedürfnis nach alternativen Behandlungsmöglichkeiten? Vermutlich hängt das damit zusammen, dass „mein Hausarzt“ mir etwas nicht bietet, was ich bei „meinem Homöopathen“ oder „meinem Heilpraktiker“ finde – und das gestehen sich inzwischen auch zunehmend die Schulmediziner ein: Die moderne Medizin berücksichtigt nicht ausreichend das Bedürfnis des Patienten nach einer individuellen Gesundheitsfürsorge. Individuelle Gesundheitsfürsorge – das bedeutet vor allem, Patienten als Menschen mit Gefühlen und Nöten ernstzunehmen und ihnen angemessen Zeit zu widmen.

Doch wer nach Alternativen zur Schulmedizin sucht, sollte wissen, womit man es zu tun bekommt – auch wenn Freunde und Bekannte von noch so überzeugenden Behandlungserfolgen ihrer Heilpraktiker berichten. Es heißt zwar: Wer heilt, hat Recht. Doch selbst wenn unsere Wahrnehmung zu bestätigen scheint, dass tatsächlich eine Heilung stattgefunden hat – können wir ihr trauen?

Diese Frage zu stellen erfordert heute schon Mut. Denn die alternativen Heilverfahren haben inzwischen eine so große Verbreitung gefunden, dass man den Verstand sehr vieler Mitmenschen in Zweifel zu ziehen scheint, wenn man die Wirksamkeit kritisch hinterfragt.

Um so größerer Respekt ist Colin Goldner für die Schonungslosigkeit zu zollen, mit der er die esoterischen, pseudowissenschaftlichen und semireligiösen Fundamente der allermeisten alternativen Methoden als Mythen entlarvt. Wer sich ein gewisses Maß an Objektivität bewahrt hat, kann bei der Lektüre dieses Buches nur den Kopf schütteln über den Unsinn, der uns mit diesen Verfahren – häufig gegen teures Geld – verkauft werden soll.

Bei unserem Sohn übrigens ist sogar der zu erwartende Placebo-Effekt der „Craniosakral-Therapie“ ausgeblieben. Unsere Kinderärztin lag dagegen mit ihrer Vermutung richtig. Auch ohne eine Behandlung hat er eine völlig normale Haltung entwickelt. Hätten wir dem Kleinen in der Zwischenzeit allerdings homöopathische Kügelchen gegeben, ihm eine Bernsteinkette um den Hals gehängt, ihm die Chakren bei Vollmond massiert oder einen Voodoo-Priester engagiert – vermutlich würden wir jetzt auf eine der Methoden schwören.

Markus C. Schulte von Drach ist promovierter Biologe und Wissenschaftsredakteur bei *sueddeutsche.de.*

# 1. Aderlass / Blutegel / Cantharidentherapie

Eine ungeahnte Wiedergeburt erleben seit geraumer Zeit Verfahren, die auf das „Erfahrungsgut der Volksmedizin der vergangenen Jahrhunderte“ abstellen. Insbesondere den Methoden der so genannten Humoraltherapie, deren Ziel es ist, eine gute „Mischung der Körpersäfte“ (Blut, Schleim, gelbe und schwarze Galle) herbeizuführen, wird nachgerade wundertätige Wirksamkeit zugeschrieben.

Die Humoraltherapie, die auf die bis in die Neuzeit hinein gültige Säftelehre des römischen Arztes Galenus von Pergamon zurückgeht (2. Jahrhundert unserer Zeit), umfasst neben Blutegeltherapie, Baunscheidtieren und Canthariden-behandlung vor allem das Schröpfen und den Aderlass.

Wenngleich die heutigen Vertreter dieser Verfahren bemüht im Gewande des Wissenschaftlichen auftreten und auf jahrhundertelange Tradition verweisen, sind die humoraltherapeutischen Praktiken doch nur als Relikte schlichtweg falscher Vorstellungen über physiologische Abläufe und die Ursachen von Erkrankungen zu sehen.

## Aderlass

Beim Aderlass wird dem Patienten, meist in der Ellenbeuge oder am Hals, mittels einer Flügelkanüle venöses Blut abgezapft („ausgeleitet“). Nach willkürlicher Maßgabe werden dabei etwa zehn bis fünfzehn Prozent der Gesamtblutmenge entnommen, was etwa einem Prozent des Lebendgewichtes entspricht. Bei einem 80 kg-Patienten bedeutet dies den schlagartigen Verlust von bis zu 800 Millilitern Blut.

Das „ausgeleitete“ Blut, wie es in einem Lehrbuch der Alternativmedizin heißt, werde vom Organismus „durch Flüssigkeitsverschiebungen“ ersetzt, der insofern über „große Flüssigkeitsspeicher in Gewebe und Darm“ verfüge. Durch den Aderlass könne „die Viskosität des Blutes um bis zu 15% reduziert werden“, was die Durchblutung der Kapillargebiete verbessere und dazu beitrage, „angesammelte Schlackestoffe“ abzutransportieren.

Als Indikationen für den Aderlass werden Stauungsödeme, degenerative Veränderungen des Bewegungsapparates, Lungenödeme, Hauterkrankungen und Stoffwechselstörungen angegeben. Insbesondere aber diene regelmäßiger Aderlass – wenigstens dreimal pro Jahr – dem „Druckabbau im Blutkreislauf“, was der Gefahr von Schlaganfall, Herzinfarkt und Bluthochdruck entgegenwirke. Zudem unterstütze der Aderlass durch die „Ableitung giftigen Blutes“ die Selbstheilungskräfte des Körpers bei jedweder akuten oder chronischen Erkrankung.

Tatsächlich ist nichts davon auch nur ansatzweise belegt. Lediglich in seltenen Fällen, etwa bei übermäßiger Vermehrung von Blutzellen, kann die Methode eine Behandlung unterstützen.

Hingegen kann Aderlass bei Durchblutungsstörungen im Gehirn oder bei Blutgerinnungsstörungen hochgefährlich werden; desgleichen bei Herzrhythmusproblemen, Angina pectoris oder Anämie. Angesichts solcher Risiken weist die Behauptung eines szenebekannten „Ganzheitsmediziners“, der Aderlass sei eine „gut verträgliche Behandlungsmaßnahme, die in der Regel von Patienten gern angenommen wird“, allenfalls auf die Verantwortungslosigkeit von Alternativheilern hin, diese untaugliche Methodik überhaupt noch anzuwenden.

Der Aderlass wird nicht sinnvoller, wenn Teile des „ausgeleiteten“ Blutes dem Körper in „aufbereiteter“ Form zurückgegeben werden. Es gibt keinerlei Hinweis darauf, dass so genannnte „Eigenblutbehandlung“ – das abgezapfte Blut wird vor der Reinjektion wahlweise eingefroren und wieder aufgetaut, ultraviolett bestrahlt, mit Sauerstoff, Ozon, destilliertem Wasser, Kochsalz und/oder anderen Stoffen versetzt, gelegentlich werden auch die Blutplättchen beziehungsweise die roten Blutkörperchen daraus entfernt – irgendeinen medizinischen Wert hat. Nicht selten wird das entnommene Blut mit Eisenhut- oder Mistelpräparaten vermischt, mit homöopathischen Lösungen aller Art, Bach-Blütentropfen, Aromaölen, Vitamin-B-Zusätzen oder Eigenurin; dergestalt „aktiviert“ wird es unter die Haut oder in die Muskulatur gespritzt.

Es kommt dabei zu einer – erwünschten – Entzündungsreaktion, die eine „vegetative Umstimmung“ auslösen und damit einen Heilungsprozess der jeweiligen Erkrankung anregen soll. Einen Beleg für solchen Effekt gibt es nicht, ebensowenig für die Behauptung, es ließe sich dergestalt die Immunabwehr steigern. Die mit irgendwelchen Zusätzen vermischten Eigenblutzubereitungen sind alleine schon des völlig unkalkulierbaren Allergierisikos wegen abzulehnen; zudem besteht das Risiko einer Abszessbildung an der Einstichstelle sowie die Gefahr einer Blutvergiftung.

Auch von Eigenblutbehandlung ohne irgendwelche Zusätze ist dringend abzuraten. Eine therapeutische Wirkung dieser auch als „Native Eigenbluttherapie“ bekannten Maßnahme gibt es nicht, hingegen kann durch das wiederholte Rückeinbringen von durch die Entnahme zwangsläufig beschädigten Blutkörperchen die Bildung spezieller Antikörper im Blut ausgelöst werden, die gegen Zelloberflächenmerkmale von Erythrozyten und vor allem von Leukozyten gerichtet sein können. Dies kann zu einer Autoimmunerkrankung mit schweren Folgen für die Abwehrleistung des Patienten führen.

## Schröpfen

Beim „Ausleitungsverfahren“ des Schröpfens, bekannt schon seit dem Mittelalter, wird die Haut des Patienten beidseitig der Wirbelsäule mit einem Skalpell kreuzförmig angeritzt („skarifiziert“). Auf die blutenden Stellen werden sechs bis acht glockenförmige Glaskuppeln mit je fünf bis sechs Zentimetern Durchmesser aufgesetzt.

Diese Kuppeln, die so genannten „Schröpfköpfe“, werden zuvor mit Hilfe eines brennenden Wattebausches oder über einer Gasflamme vakuumiert, so dass beim Aufsetzen Sog auf die Haut ausgeübt wird (wahlweise werden auch Plastik- oder Silikonschröpfköpfe verwendet, so genannte Heilsauger, bei denen der Sog durch Zusammendrücken der Kuppel entsteht). Die Schröpfköpfe füllen sich innerhalb weniger Minuten mit Blut, was eine ähnliche Heilwirkung freisetze wie der Aderlass. Tatsache ist allenfalls, dass das Schröpfen genauso unsinnig ist wie dieser und mit den gleichen Risiken einhergeht.

Auch in seiner „unblutigen“ Form, bei der die Haut nicht angeritzt wird sondern durch den Vakuumsog lediglich die Durchblutung der Haut und des darunterliegenden Gewebes angeregt werden soll – es sei dies hilfreich bei Muskelverspannungen und Bandscheibenvorfall, aber auch bei Asthma und sogar bei Tuberkulose –, ist das Schröpfverfahren völlig untauglich; es entstehen allenfalls lokale Hämatome – Knutschflecken vergleichbar –, sonst gar nichts. Eine „Aktivierung der Immunkräfte“, wie Schröpfbehandler behaupten, ist damit ebensowenig verbunden wie irgendein sonstiger therapeutischer Effekt.

Gänzlich unsinnig ist auch die Behauptung, es ließen sich durch auf den Rücken aufgesetzte Schröpfköpfe oder Heilsauger „reflektorisch“ innere Organe erreichen: es gibt nicht den geringsten Hinweis auf die Existenz solcher Reflexbahnen.

# Baunscheidtieren

Im Jahre 1851 trat der Bonner „Mechanikus“ Carl Baunscheidt (1809-1874) mit einer angeblich revolutionären Heilmethode an die Öffentlichkeit: dem nach ihm selbst benannten Baunscheidtieren.

Das Verfahren besteht aus oberflächlicher Reizung der Haut mit Hilfe eines mit 25 bis 30 feinen Nadeln bestückten Instruments, des so genannten „Lebensweckers“. Die auf einer kleinen Scheibe angeordneten Nadeln werden mittels einer Schnappfeder bis zu zwei Millimeter tief in die Haut geschnellt – wahlweise wird auch ein nadelbestückter Rollapparat („Vitralisator“) verwendet –, anschließend wird das solcherart „gestichelte“ Areal mit einem Spezialöl eingerieben. Auf der Haut bilden sich nach einiger Zeit eitrige Pusteln, die als erwünschtes Zeichen für die giftausleitende Wirkung des Verfahrens angesehen werden. Die Pusteln verschwinden nach ein bis zwei Wochen von selbst.

Das von Baunscheidt eingesetzte stark hautirritierende Crotonöl, hergestellt aus dem Samen eines ostindischen Wolfsmilchgewächses, wird heute (offiziell) nicht mehr verwendet. Es ist mittlerweile als kokarzinogen bekannt, das heißt: es verstärkt die krebserregende Wirkung anderer Stoffe. Heute werden crotonölfreie Hautreizstoffe eingesetzt (Cantharidenpaste, Wacholder-, Nelken- oder Senföl), die indes vielfach mit Histamindihydrochlorid versetzt sind, das schwere Allergien auslösen kann. Auch „trockenes“ Baunscheidtieren wird praktiziert.

Baunscheidtieren soll dazu beitragen, im Blut gebundenen Giften und Schlacken den „Weg nach außen zu eröffnen“. Insbesondere sollen „schlaffe Organe“ gekräftigt und das hormonelle Geschehen harmonisiert werden. Vor allem aber empfehle sich das Verfahren, möglichst regelmäßig vorgenommen, bei Arthrosen, Neuralgien, entzündlichen Prozessen und Muskelverhärtungen.

Tatsächlich gibt es keinerlei ernstzunehmende Indikation für das Baunscheidtieren. Sämtliche Behauptungen über die angeblichen Wirk- und Heilkräfte des Verfahrens sind komplett aus der Luft gegriffen. Hingegen besteht hohes Infektionsrisiko; auch von Narbenbildung oder Hyperpigmentierung der behandelten Hautareale wurde berichtet.

## Blutegeltherapie

Schon seit dem Altertum gilt der Blutegel (*Hirudo medicinalis*), ein bis zu fünf Zentimeter langer Süßwassersaugnapfringelwurm, als eine Art Allheilmittel. Bis in die Mitte des 19. Jahrhunderts hinein wurde er gegen eine Vielzahl von Erkrankungen eingesetzt.

Mit Aufkommen der wissenschaftlichen Medizin verschwand er in der Versenkung und tauchte erst mit beziehungsweise nach dem Ersten Weltkrieg wieder als therapeutisches Hilfsmittel auf. Heute spielt er nur noch eine randständige Rolle, beispielsweise in der Nachsorge gefäßchirurgischer Veneneingriffe. Da es indes durch unvermeidliche Keime auf den Saugnäpfen zu Infektionen kommen kann, wird in der klinischen Praxis eher zu pharmazeutischen Produkten gegriffen, die aus dem sterilisierten Speichel des Blutegels hergestellt sind.

Als bevorzugte Einsatzbereiche von Blutegeln gelten in der Alternativheilkunde Gelenkschwellungen, schlecht resorbierbare Blutergüsse und lokale eitrige Prozesse. Vielfach gilt der Blutegeleinsatz aber auch, ähnlich wie der Aderlass, als „allgemein stoffwechselverbessernde, blutreinigende und blutflussbegünstigende Maßnahme“. Es werden bei gesundheitlichen Störungen jeder Art, vor allem auch „zur Vorbeugung“, einfach ein paar Egel angesetzt. Die Ansatzstelle wird völlig willkürlich festgelegt.

Die Haut des Patienten wird an den vorgesehenen Stellen mit einem Skalpell angeritzt, anschließend werden die Egel angesetzt. Die vollgesogenen Würmer fallen nach ein bis zwei Stunden ab oder werden mit einem Spatel abgehoben. Gelegentlich werden sie auch mit Salz bestreut oder mit Essig betupft, um sie zum Abfallen zu bewegen.

Es folgen bis zu zwölf Stunden anhaltende Nachblutungen, die bei zehn angesetzten Egeln einen Blutverlust von bis zu einem halben Liter bedeuten können.

Einen tragfähigen Beleg für die behaupteten Wirkungen einer Blutegelbehandlung gibt es nicht. Es finden sich noch nicht einmal verlässliche Angaben zur Menge des abzulassenden Blutes, sprich: zur Anzahl der anzusetzenden Egel. Auch bleibt offen, in welchem Zeitraum eine Behandlung mit Egeln wiederholt werden solle oder dürfe.

Laut Angaben eines einschlägigen Lehrbuches sollte eine Blutegeltherapie „nur von einem erfahrenen Therapeuten“ durchgeführt werden. Gleichwohl ist eine Komplettausbildung zum „zertifizierten Blutegeltherapeuten“ an diversen Heilpraktikerschulen schon in drei Unterrichtsstunden zu absolvieren; wahlweise auch über einen Lehrgang per Post.

## Cantharidentherapie

Unter Cantharidentherapie ist eine aus der mittelalterlichen Volksheilkunde stammende und bis heute fortgeführte Behandlungsform zu verstehen, die als „Ausleitungsverfahren“ den Körper von „üblen Säften“ zu befreien sucht.

Sie bedient sich einer Substanz namens Cantharidin, die aus der so genannten „Spanischen Fliege“ gewonnen wird. Tatsächlich handelt es sich dabei um einen kleinen Wüstenlaufkäfer (*Lytta vesicatoria Fabricius*), aus dem bereits im Altertum Potenzmittel und Aphrodisiaka hergestellt wurden. Bis heute wird der getrocknete Käfer zu weiterer Verwendung einfach zerrieben. Für die „klassische“ Cantharidenbehandlung werden aus dem Käferpulver so genannte Vesikanzien hergestellt, zähklebrige Pasten, die an bestimmten Stellen auf die Haut aufgetragen werden.

Das bis zu handtellergroße Behandlungsareal wird nach dem Auftrag der Paste mit einem Pflaster abgedeckt. Durch die Giftwirkung des Cantharidins wird auf der Hautoberfläche eine Entzündung hervorgerufen, aus der sich nach zehn bis vierundzwanzig Stunden eine flüssigkeitsgefüllte „Brandblase" entwickelt. Diese wird punktiert, gelegentlich wird das entnommene Wundserum am Rande des Behandlungsareals oder andernorts intramuskulär reinjiziert. Anschließend wird ein steriler Wundverband aufgebracht, der bis zur Abheilung der Wunde nach eineinhalb bis zwei Wochen ab und an erneuert wird. Der medizinische Zubehörhandel führt „zu zeitgemäßer Behandlung" auch vorgefertigte „Cantharidenpflaster" im Sortiment, deren Auflagefläche bereits mit Cantharidin präpariert ist.

Als Indikationen für eine Cantharidentherapie werden Rheuma, Arthrosen und Neuralgien genannt, daneben auch Neurodermitis und Erkrankungen des Hals-Nasen-Ohren-Bereiches.

Tatsache ist: Cantharidenbehandlung ist in therapeutischer Hinsicht nicht nur völlig nutzlos, vielmehr geht das Verfahren mit enormen Gesundheitsrisiken einher: Das in den Speicheldrüsen der „Spanischen Fliege" produzierte Cantharidin ist ein stark zellschädigendes Nervengift. Wenn es direkt in den Kreislauf gelangt, kann es selbst in geringen Mengen zu schweren Organschäden, vor allem der Nieren, führen. Zudem verstärkt es die Wirkung krebserzeugender Substanzen.

Gelegentlich werden als Alternativmittel Ameisenspiritus (verdünnte Ameisensäure), Cayennepfeffer oder Terpentin eingesetzt, was das Risiko des Verfahrens mindert, dieses selbst aber medizinisch nicht brauchbarer macht.

# 2. Akupunktur / Traditionelle Chinesische Medizin

Die „Traditionelle Chinesische Medizin“ (TCM), wie sie sich seit Anfang der 1970er in Europa und den USA verbreitet hat, stellt einen nur minimalen Restbestand an Ideen und Praktiken der tatsächlichen Heilertraditionen Chinas dar. Diese Traditionen basierten auf regional sehr unterschiedlichem Volksheilwissen, auf taoistischen beziehungsweise konfuzianischen Lehr- und Leitsätzen, Beobachtungen der Natur und vor allem: auf Magie samt ausgeprägtem Geister- und Dämonenglauben. Im Zuge des erstmalig breiteren Kontakts Chinas mit dem Westen und westlicher Medizin während der Opiumkriege (1840-1842) brach die traditionelle Heilkunde massiv ein. 1929 wurde ihre Ausübung sogar verboten. In den 1950ern wurde sie im Rahmen der Rückbesinnung auf nationales Kulturgut wieder erlaubt, allerdings in gestraffter, vereinheitlichter und von den groteskesten Auswüchsen magisch-schamanischen Unsinns bereinigter Form.

Während die insofern neu geschaffene TCM im Westen großen Anklang fand und findet, tendiert ihre Bedeutung in China gegen null – vor allem des Umstandes wegen, dass sie Erkenntnisse und Errungenschaften der wissenschaftlichen Medizin schlichtweg ignoriert. Sie dient über den Export einschlägiger Produkte und Dienstleistungen allenfalls noch als willkommener Devisenbringer.

Die „philosophischen Grundlagen“ der TCM, wie sie im Westen kolportiert werden, entbehren jedweder Plausibilität. In den einschlägigen Publikationen finden sich die immer gleichen Behauptungen, die dem Leser alleine dadurch als verifiziert vorgegaukelt werden, dass sie drapiert in chinesische Begrifflichkeit und als Teil „uralter Überlieferungen“ daherkommen. Eine Unzahl an Heilpraktikern, Alternativmedizinern und „Sachbuch“-Autoren fühlt sich berufen, das prinzipiell „andere“ Medizinverständnis der TCM zu erläutern. Ohne Kenntnis des Taoismus etwa sei jeder Versuch, TCM verstehen zu wollen, von vornherein zum Scheitern verurteilt.

In merkwürdigem Kontrast zu dieser Behauptung findet sich in der Literatur allerdings nur wenig Substantielles zu diesem vorgeblich bestimmenden Wesensgrund: „Der Taoismus geht von der Vorstellung aus, dass alle Gegebenheiten der Welt in einem dynamischen, aber geordneten Zusammenhang stehen. Die beiden wichtigsten Ordnungsprinzipien sind Yin und Yang. Ursprünglich Bezeichnungen für Licht- und Schattenseite eines Hügels, sind sie Ausdruck für die Polarität aller Naturerscheinungen und Lebensabläufe: Yang ist der jeweils aktive, bewegte und bewegende Aspekt, Yin der statische, bewahrende, verdichtete Aspekt eines Sachverhalts. Unter dem Einfluss von Yin und Yang entsteht und vergeht alles. Yin und Yang sind Gegensätzlichkeiten, die sich gegenseitig hervorbringen, bedingen, wandeln und zu einer Einheit ergänzen.“

Yang seien etwa die Sonne, das Männliche, das Warme, das Feuer, die Hohlorgane Magen, Darm, Gallenblase. Yin seien der Mond, das Weibliche, das Kalte, das Wasser, die Speicherorgane Herz, Lunge, Milz.

Besagte Ordnungsprinzipien würden aufrechterhalten durch den Fluss einer als Qi (bzw. Ki oder Chi [sprich: Tschi]) bezeichneten Lebensenergie, die für eine ausgewogene Balance von Yin und Yang sowie ungestörten Ablauf der elementaren Wandlungsphasen sorge. Jedes Lebewesen werde von Qi-Energie durchströmt. Diese zirkuliere in einem an der Körperoberfläche gelegenen Netz so genannter Meridiane, vergleichbar einem in sich geschlossenen System auf- und absteigender Wasserrohre. Es werden vierzehn ineinander übergehende Hauptmeridiane sowie eine Reihe an Nebenmeridianen unterschieden, die (auf nicht näher erläutertem Wege) mit jeweils zugeordneten Organen oder Funktionskreisen in Verbindung stünden.

Jede organismische Erkrankung oder Funktionsstörung zeige sich (noch bevor sie manifest werde) in einer Blockade des Qi-Flusses im entsprechenden Meridian. Umgekehrt löse die Behebung dieser Blockade das verursachende (bzw. sich abzeichnende) Problem auf. Sämtliche Verfahrensformen der TCM zielen auf Diagnose und Behebung ebendieser Qi-Blockaden ab. Zusammenfassend werden sie als „Energiemedizin“ bezeichnet.

Zentrale Verfahrensform der TCM – die auch ein Diagnosesystem (Puls-/Zungendiagnose) sowie eine je eigene Heilmittel-, Ernährungs- und Bewegungslehre kennt – ist die Akupunktur, die davon ausgeht, über das Einstechen (lat. = *pungere*) von Nadeln (lat. = *acus*) in bestimmte Meridianpunkte die blockierte Qi-Energie wieder in Fluss bringen zu können. (Der Begriff „Akupunktur“ wurde von jesuitischen Missionaren geprägt, die bereits im 17. Jahrhundert das in China als „Zhen Jiu“ bekannte Nadelstechen kennengelernt hatten.) Die Begriffe Akupunktur und TCM werden vielfach synonym verwandt.

Auf jeder der erwähnten vierzehn Meridianbahnen befinde sich eine Vielzahl an Punkten, die, in Position und Funktion durch „mehrtausendjährige empirische Forschung“ exakt festgelegt, gezielt akupunktiert werden könnten.

Auf dem absteigenden (= von oben nach unten verlaufenden) und damit Yin-energetischen „Lungenmeridian“ beispielsweise, der sich von der Schulter über die Ellenbeuge zum Daumen erstrecke, seien 11 Punkte angeordnet (Lu1-Lu11).

Eine Akupunktur des auf Höhe des unteren Bizepsansatzes gelegenen Punktes Lu4 etwa sei angezeigt bei Husten, Asthma und Kurzatmigkeit, des am Handgelenk gelegenen Punktes Lu8 bei Atemnot und Krämpfen.

Der parallel dazu aufsteigende, sprich: Yang-energetische „Dickdarmmeridian", der von der Zeigefingerspitze über die Armaußenseite zum Schüsselbein und von dort weiter zur Nase verlaufe, weise zwanzig Punkte auf (Di1-Di20). Eine Akupunktur etwa des Punktes Di3 am Ansatz des Zeigefingers helfe bei „Rumpeln in den Eingeweiden", Di11 auf der Ellenbogenspitze bei Durchfall.

Praktisch sämtliche Erkrankungen und Funktionsstörungen könnten über Akupunktur allein der entlang der Wirbelsäule gelegenen Punkte (Bl10-Bl54) behandelt werden: der zwischen den Schulterblättern gelegene Punkt Bl11 beispielsweise wirke gegen Husten, Fieber und Gelenkserkrankungen, Bl23 auf Lendenhöhe gegen Hör- und Sehstörungen, Bl25 auf Kreuzhöhe gegen Verdauungsprobleme und Koliken.

Insgesamt seien auf den vierzehn Hauptmeridianen 361 Punkte angeordnet, über die Blockaden im Fluss der Qi-Energie samt den ebendiese verursachenden Krankheiten und Funktionsstörungen behoben werden könnten.

Die Zahl der Akupunkte ist allerdings in der einschlägigen Literatur keineswegs einheitlich angegeben: die Rede ist wahlweise von 220, 533, 695, 750, 1054 und so weiter bis hin zu mehreren tausend Punkten, die auf einer divergierenden Zahl von zwölf bis zweiunddreißig Haupt- und zahllosen Nebenmeridianen verteilt seien.

Der Verlauf der Meridiane weicht bei einzelnen Autoren erheblich voneinander ab, ebenso die Lage und/oder Funktion der angegebenen Punkte. Letztere, so wird in einschlägigen Lehrbüchern behauptet, lägen an so genannten „Triggerpunkten" der Muskulatur, an denen diese besonders schmerzempfindlich sei und/oder an Durchtrittsstellen von Gefäß-Nerven-Bündeln durch Muskelfasern; jedenfalls unterschieden sie sich von ihrer Umgebung durch erhöhten Hautwiderstand (was sie mit Hilfe entsprechender Punktsuchgeräte problemlos auffindbar mache), auch ließen sie sich als kleine Einbuchtungen oder Knötchen leicht ertasten. Bei anderen Autoren wird genau das Gegenteil behauptet: die Akupunkte wiesen verminderten Hautwiderstand auf und seien gegenüber dem umgebenden Hautareal erhaben. Meinen die einen, eine erhöhte Temperatur an den Akupunkten festgestellt zu haben, meinen andere, sie sei leicht vermindert. Und wieder andere sind der Auffassung, nichts dergleichen treffe zu: die Punkte seien auf physikalische Weise überhaupt nicht feststellbar, sondern nur intuitiv zu ermuten.

Auch die Praxis der Akupunktur ist alles andere als einheitlich: Nach einer – auf unterschiedlichstem Wege vorgenommenen – Diagnose und damit Bestimmung der zu nadelnden Punkte werden die Akupunkturnadeln, bestehend aus biegsamem Stahl in einer Stärke zwischen 0,2 und 0,4 Millimetern und einer Länge von zwei bis zwanzig Zentimetern, zwischen 0,2 und 0,8 Zentimeter tief in die Haut eingestochen.

Ist eine tonisierende (anregende) Wirkung gewünscht, werden sie schräg in Fließrichtung der Qi-Energie appliziert, soll eine sedierende (beruhigende) Wirkung erzielt werden, entgegen dieser Fließrichtung oder auch senkrecht zum Meridian. Verschiedene Schulen machen hierzu allerdings sehr unterschiedliche Angaben.

Vereinzelt wird auch behauptet, eine tonisierende Wirkung sei nur mit goldenen Nadeln zu erzielen, eine sedierende nur mit silbernen. Nach dem Einstechen werden die Nadeln zur „Stimulierung des Qi-Flusses“ ein paar Mal hin- und hergedreht.

Gelegentlich werden mehrere Nadeln eng nebeneinander eingestochen, um die nur wenige Quadratmillimeter großen Akupunkte nicht zu verfehlen. Nach Angaben eines

Lehrbuchautors sei das „betroffene Gebiet großzügig mit Nadeln zu spicken wie ein Nadelkissen“.

Die Nadeln verbleiben zwischen zehn und dreißig Minuten in der Haut und werden dann herausgezogen. Je nach Schule werden zwischen zehn und fünfzig Punkte gleichzeitig genadelt, wobei sich bei 361 (oder mehr) Punkten eine praktisch unendliche Zahl an Kombinationsmöglichkeiten ergibt.

Die Behandlung wird als einmalige Therapie durchgeführt oder ein- bis dreimal pro Woche über mehrere Wochen hinweg wiederholt. Es gibt auch Dauernadeln mit einer Art Widerhaken, die, eingestochen und mit Heftpflaster fixiert, tagelang in der Haut verbleiben.

Entgegen aller Behauptung kommt dem angeblich so wesensbestimmenden „philosophischen Hintergrund“ der TCM und damit der Akupunktur allenfalls die Rolle zu, das Verfahren mit der Aura des Exotischen zu umgeben und insofern als nicht weiter hinterfragbar auszuweisen. Hierzu dient auch die notorische Verwendung der chinesischen Punktebezeichnungen – z. B. Dü8 = Xiaohai = „Punkt des Kleinen Meeres“ (am Ellenbogen).

Genadelt wird nicht gemäß der „Ordnungsprinzipien von Yin und Yang“ sondern in einfachster symptombezogener Kausalmanier: Die Nadeln werden anhand eigener Atlanten, in denen sämtliche nur denkbaren Krankheitssymptome mit entsprechenden Akupunktkombinationen verknüpft sind, sowie dazugehöriger Körperschemata, in die die Meridiane und Punkte genau eingezeichnet sind, gesetzt.

Akupunktur wird in einer Vielzahl methodischer Variationen angeboten: Mancher Praktiker sucht die Wirkung seiner Behandlung zu verstärken, indem er an die eingestochenen Nadeln Elektroden anklemmt und schwache Stromimpulse einleitet. (Eine Sonderform solchen Vorgehens stellt die „Elektroakupunktur nach Voll“ – EAV – dar.)

Vielfach werden die eingestochenen Nadeln auch mit einem Infrarotstab oder aufgesetzten und abgebrannten kleinen Kegeln aus getrocknetem Beifußkraut (Moxibustion) erwärmt.

Weitverbreitet ist auch die Methode, in Wasser gelöste Homöopathika, Schüßler-Salztabletten oder TCM-Präparate auf den Akupunkten zu verreiben oder in diese zu injizieren. Auch Eigenblut oder Eigenurin wird dergestalt eingesetzt. Ebenfalls weitverbreitet ist das Bestrahlen der Akupunkte mit Farb- oder Laserlicht, das Auftragen von Bach-Blütenessenzen, Aroma- oder Aura-Soma-Ölen, das Befestigen kleiner Magnetstreifen und so weiter.

Einen ernstzunehmenden Wirkbeleg für die Akupunktur oder eine ihrer Varianten gibt es, entgegen aller Erfolgsmeldungen in den Boulevard- und Alternativheilermedien, bis heute nicht. Die bislang durchgeführten Modellversuche, mit deren Hilfe Wirksamkeitsnachweise erzeugt werden sollten, waren – bis auf zwei nennenswerte Ausnahmen – durch die Bank mangelhaft konzipiert und/oder mit eklatanten methodischen Fehlern behaftet. Die mit großem Aufwand publizierten positiven Ergebnisse wurden entweder nie einer unabhängigen Überprüfung unterzogen oder konnten solcher nicht standhalten.

Besagte Ausnahmen sind die Ende 2004 vorgestellten Studien zweier Zweckgemeinschaften deutscher Krankenkassen, in denen zum einen die Auswirkung von Akupunktur auf Schmerzpatienten und zum anderen auf Patienten mit Kniegelenks- und Rückenbeschwerden untersucht wurde. Übereinstimmendes Ergebnis beider Studien war, dass 1. *gezieltes* Setzen der Nadeln nach Atlas oder Punktsuchgerät und *beliebiges* Setzen der Nadeln an irgendwelchen („falschen“) Stellen des Körpers absolut gleichwertige Resultate zeitigten; und dass 2. die genadelten Gruppen deutlich besser abschnitten als „konventionell“ behandelte Kontrollgruppen. Letzteres Resultat, das in den Medien als „durchschlagender Beweis der Wirksamkeit von

Akupunktur" gefeiert wurde, muss indes unter großem Vorbehalt gesehen werden: bedingt durch das methodische Problem, dass Doppelverblindung bei Akupunktur prinzipiell nicht möglich ist, da der Behandler immer weiß und wissen muss, was genau er tut, können suggestive Wirkfaktoren nicht ausgeschlossen werden. Hinzu kommt, dass durch das Einstechen der Nadeln die Freisetzung stimmungsaufhellender Serotonine und schmerzlindernder opioider Peptide ausgelöst werden kann, die die überlegene Wirkung der Nadelung erklären könnten. In keinem Fall jedoch hat diese gänzlich unspezifische Wirkung mit irgendwelchen Meridianen oder Akupunkten zu tun, vielmehr ist es völlig gleichgültig, an welcher Stelle die Nadeln eingestochen werden.

Tatsache ist: es liegt bis heute nicht der geringste Hinweis auf die Existenz irgendwelcher Energiekanäle vor, die den Körper durchzögen; ebensowenig auf die Existenz irgendeiner Energie, die darin fließen könnte. Ein System an Punkten auf der Hautoberfläche, über deren Nadelung (oder sonstige Manipulation) organismisches Geschehen in einer Weise beeinflusst werden könnte, wie die Akupunkteure sich das vorstellen, gibt es nicht.

Hingegen birgt die Akupunktur ungeahnte Risiken. So sind zahlreiche Fälle bekannt, in denen die Einstichstellen sich durch mangelhaft sterilisierte Nadeln oder Dauernadeln infizierten. Nicht selten ist es auch vorgekommen, dass die haarfeinen Nadeln abbrachen und in der Haut verbliebene Spitzen chirurgisch entfernt werden mussten.

Darüber hinaus sind Verletzungen von Herz, Blase, Lunge, Auge, Rückenmark, Nervenleitungen und Gefäßen dokumentiert, selbst Todesfälle durch zu tiefes Anstechen des Brustkorbes, was zu einem Zusammenfall der Lunge (Pneumothorax) führte.

# 3. Aloe Vera / Kolloidales Silber

Aloe Vera gilt in der Alternativheilkunde als Wundermittel schlechthin. Die Rede ist von der gleichnamigen afrikanischen Wüstenlilie (*Aloe Vera Barbadensis Miller*), genauer gesagt: vom Presssaft aus Mark oder Blattrinde dieser Pflanze, dem größter Nutzen zugesprochen wird in der Behandlung einer Vielzahl an Verletzungen oder Erkrankungen. Der Katalog an äußeren Einsatzmöglichkeiten – Aloe Vera wird hier als Spray, Salbe oder Gel aufgetragen – reicht von Schnittwunden, Verbrennungen, Dermatosen und Ekzemen hin zu Quetschungen, Verstauchungen und Zerrungen. Kaum ein Sportler, der Mukelkater oder eine leichte Prellung nicht mit einem Aloe Vera-Gel behandelte. Auch in Kosmetikprodukten finden sich allenthalben Aloe Vera-Bestandteile.

Der wahre Wert der angeblich „ältesten Heilpflanze der Welt“ zeige sich indes erst bei innerer Anwendung: Aloe Vera-Präparate seien hilfreich nicht nur bei Asthma, Blasenschwäche, Katarrh und Verstopfung, sondern auch bei Herz-Kreislaufstörungen, Lungenerkrankungen, Magengeschwüren, Nierensteinen, Herpesinfekten und Zysten; selbst bei Krebs und AIDS wirke die „Heilkraft aus der Wüste“ in kaum glaubhafter Weise, ganz abgesehen von der „hochwirksamen Hilfe bei Strahlenschäden“.

Bezeichnend ist insofern die Propaganda einer großen Vertriebskette für Aloe-Vera-Produkte: „Keine andere Pflanze besitzt eine so große Wirkstoffvielfalt, deren einzigartige Kombination und Konzentration dieses unglaubliche Wirkungsspektrum hervorruft." Auf wundersame Art sei Aloe Vera in der Lage, „die Entgiftung des Körpers zu unterstützen und ihn auf sanfte Weise von schädlichen Ablagerungen zu befreien".

Ungeachtet aller Behauptungen über mehr als 6.000-jährige Erfahrung mit der „Königin der Heilpflanzen": es gibt bis heute keinerlei seriösen Hinweis auf eine therapeutische Wirksamkeit von Aloe Vera. Allenfalls kann Aloe Vera-haltigem Saft abführende Wirkung zukommen, mehr aber nicht.

Alles andere sind völlig unbewiesene Mythen. Noch nicht einmal der vielgepriesene Wundereffekt von Aloe Vera in der Erste-Hilfe-Behandlung von Hautverletzungen ist klinisch-experimentell belegt. Insbesondere hat Aloe Vera keinerlei antiseptische, antibakterielle, antimykotische oder gar antivirale Wirkung, wie in alternativheilkundlichen Publikationen immer wieder zu lesen steht.

Hingegen wurde in kritischen Veröffentlichungen von schweren Allergien und Hautausschlägen nach der Verwendung Aloe Vera-haltiger Cremes berichtet, auch von potentiell krebserregenden Veränderungen der Darmschleimhaut bei oraler Verabfolgung Aloe Vera-haltiger Säfte und Tinkturen. Nach jahrelangem Rechtsstreit verbot das Landgericht München einem Hersteller von Aloe-Vera-Produkten, seine irreführenden Reklamebehauptungen über deren wundersame Heilkräfte weiter aufrechtzuerhalten.

Dem weitverbreiteten Glauben an die positiven Wirkkräfte der Aloe Vera tat diese Werbebeschränkung keinen Abbruch. Aloe Vera-Produkte boomen. Desgleichen Wunderprodukte aus oder mit Bestandteilen von Boswellia (Weihrauch), Chlorella (Süsswasseralge), Flachskeimen, Gelbwurz, Gelee Royale, Ginseng, Grapefruitsamen, Grüntee, Ingwer, Kombucha (Teepilz), Ling-Zhi (Langlebenspilz), Muschelextrakten, Papaya, Nachtkerzenöl, Noni (Polynesische Wunderfrucht), Schwarzkümmel, Spirulina

(Mikroalgen), Teebaumöl oder Weintraubenkernen. Überprüfbare Wirkbelege: Fehlanzeige.

Auch für die behaupteten Wunderwirkungen von Aminosäuren, L-Carnitin (ein Vitamin-B-Derivat), Omega-3-(6)-Fettsäuren, Karotinoiden, Pflanzenenzymen (Cellulase) oder von Megadosen Vitamin C oder E gibt es keinerlei seriösen Beleg.

## Kolloidales Silber

Als weiteres Wundermittel gilt kolloidales Silber, das als „modernes Panazee" seine segensreiche Wirkung bei gesundheitlichen Problemen und Störungen jeder Art entfalte. Es handelt sich dabei um Präparate in Tropfen- oder Pillenform, in denen submikroskopische Silberpartikel enthalten sind.

Nicht nur Augen-, Ohren- und Rachenentzündungen sprächen vorzüglich darauf an, auch Erkrankungen der Atemwege, der Haut, des Verdauungs- und des Urogenitaltraktes. Selbst Hirnhautentzündungen und Tumorerkrankungen seien mit dem „natürlichen Antibiotikum" schnell und effizient zu bekämpfen. Im Übrigen stelle in Wasser gelöstes kolloidales Silber ein vorzügliches „Erste-Hilfe Spray" bei Schnittwunden, Entzündungen, Verbrennungen und Insektenstichen dar.

In einem Lehrbuch der Naturheilkunde werden wahre Lobeshymnen auf kolloidales Silber angestimmt: „Jede Art von Pilz, Virus, Bakterium, Streptokokken, Staphylokokken und anderen pathogenen Organismen wird in drei bis vier Minuten abgetötet." Unerwünschte Nebenwirkungen gebe es nicht. Im Gegensatz zu antibiotischen Behandlungen werde das Immunsystem nicht geschwächt, im Gegenteil. Es sei höchste Zeit, kolloidales Silber als „sicherste und wirksamste Medizin der Welt" anzuerkennen.

Tatsache ist: Keine der angeblichen Heilwirkungen ist auch nur ansatzweise belegt. Hingegen hat sich die Gefahr einer schleichenden Argyrie – Vergiftung durch Silberablagerungen in den Augen, in der Leber, den Nieren und im Gehirn – in zahlreichen Fällen bestätigt. Vor allem wird von teils massiven Störungen des Zentralen Nervensystems berichtet.

Von internationalen Gesundheitsbehörden wird die Grenze für die orale Aufnahme von Silber bei täglich fünf Mikrogramm pro Kilogramm Körpergewicht gezogen, darüber liegende Mengen sind potentiell gesundheitsschädigend. Da Silber auch über die Nahrung aufgenommen wird, vor allem über Milch und Milchprodukte, kann eine zusätzliche Einnahme von silberhaltigen Tropfen oder Tabletten sehr schnell in den gefährlichen Bereich führen. Nachgerade fatal ist der vielzitierte Ratschlag, im Zuge einer Silberkolloidbehandlung die „Darmflora durch Joghurt zu unterstützen". Behördlicherseits wird von der Einnahme kolloidalen Silbers ausdrücklich abgeraten.

Gleichwohl kolloidales Silber weder als Medikament noch als Nahrungsergänzungsmittel zugelassen ist, lässt sich fertig zubereitetes „Silberwasser" problemfrei über das Internet beziehen: ein 100 ml-Fläschchen (40 ppm) kostet 10 bis 14 Euro.

Im einschlägigen Zubehörhandel sind zudem eigene Apparate erhältlich, mit denen kolloidales Silber selbst hergestellt werden kann: ein so genannter „Ionic-Pulser-Standard S" beispielsweise, ein schwachstrombetriebenes Gerät in der Größe einer TV-Fernbedienung, sondert von einem eingelegten Silberstab winzigste Partikelchen ab, die direkt in ein Trinkglas eingerührt werden können. Kosten des Gerätes: 170 Euro. Materialwert des Silberstabes: rund fünf Euro.

Mit dem Einsatz von Silbernitratlösungen in der wissenschaftlichen Medizin hat Silberkolloidtherapie nichts zu tun.

# 4. Anthroposophische Heilkunde

Die anthroposophische Heilkunde ist untrennbar mit der Figur ihres Begründers, des Okkultfunktionärs Rudolf Steiner (1861-1925), verbunden.

Schon in früher Kindheit, so die Legende, sei Steiners „primäre Erfahrung die der Welt des Seins hinter der sinnlichen Welt“ gewesen. Als junger Erwachsener entwickelte er Symptome, die, aus heutiger psychiatrischer Sicht, auf den Beginn einer schizoiden Persönlichkeitsstörung beziehungsweise einer schizophrenen Psychose hindeuten.

Die von ihm ab Anfang der 1920er entwickelten Vorstellungen einer „geisteswissenschaftlichen“ Heilkunde sind, wie auch seine sonstigen Beiträge zu Pädagogik, Psychologie, Kunst, Philosophie und anderem, durchzogen von Ideen und Begrifflichkeiten, die sich ihm in „mystischer Schau“ offenbart hätten. Diese Vorstellungen stehen in diametralem Widerspruch zu den Erkenntnissen der modernen Naturwissenschaft.

Anthroposophischer Heilkunde geht es weniger um die Behandlung von Krankheitserscheinungen als vielmehr um die Wiederherstellung des Gleichgewichtes der von Steiner postulierten „Äther-“, „Astral-“ und „Ich-Leiber“, die den physischen Körper in aurischen Hüllen umgäben. Zu diesem Zwecke hält sie eine Vielzahl spezifischer Medikamente aus pflanzlichen, tierischen oder mineralischen Grundstoffen vor, die, ausgepresst, getrocknet, gekocht oder verascht, in hömöopathieähnlicher Aufbereitung und Verdünnung eingesetzt werden.

Die Zuordnung von Pflanzen zu bestimmten Organen beziehungsweise Organstörungen erfolgt mithin über Farb- und Formassoziationen: Die gelben Blütenblätter des Löwenzahns etwa dienen als Therapeutika bei Erkrankungen der Leber, die bekanntlich Haut und Augen gelb färben können. Andere Präparate werden aus Bienen, Wespen oder Ameisen hergestellt; diese werden in der Regel lebend zermalmt oder püriert, um ihre „Lebenskraft" in das Medikament zu übertragen. Daneben werden Heilmittel auch aus Schlangengiften, Krötensekreten oder Sepiatinte, aus Haifisch- oder Rindergalle, Hirschhorn oder Maulwurfshaaren gefertigt.

Die Kreuzspinne beispielsweise ist laut Steiner „eingespannt in kosmische Zusammenhänge außerirdischer Natur". Da mit ihr insofern die astralischen Kräfte angeregt werden könnten, die sich besonders in der Bewegung äußerten, empfehle sich ihre Anwendung bei Muskelerkrankungen.

Anthroposophische Mineralpräparate enthalten unter anderem Quarz oder Jaspis; sie werden eingesetzt bei Störungen des „Sinnes-Nervensystems". Eine Sonderstellung nehmen die so genannten Metallpräparate ein, hergestellt aus den Metallen des „inneren Planetensystems": Blei, Eisen, Gold, Kupfer, Quecksilber, Silber und Zinn. Blei korrespondiere mit Saturn und sei deshalb bei Milzerkrankungen einzusetzen, Eisen mit Mars, was eisenhaltige Präparate zur Behandlung von Gallenproblemen prädestiniere.

Bevorzugt werden auch Präparate eingesetzt, in denen die Wirkkräfte eines Metalls mit denen einer Heilpflanze verbunden und dadurch potenziert sein sollen („vegetabilisiertes Metall"). Streng nach den Vorgaben Steiners werden hierbei die zur Rede stehenden Metalle aufwändigen Glüh-, Abrauch- und Fällungsprozessen ausgesetzt, bis nur noch poröse Rückstände übrigbleiben. Aus diesen wird ein so genannter „Urdünger" hergestellt, der in einer Wasserverdünnung von 1:1.000.000 auf die Saat der entsprechenden Heilpflanze ausgebracht wird. Johanniskraut beispielsweise wird mit Gold-Urdünger behandelt, Brunnenkresse mit Quecksilber. Nach der vollen Entfaltung der Pflanze werden die oberirdischen Teile unter Beachtung von Mondphasen und astrologischen Planentenkonstellationen abgeschnitten, gehäckselt und in der Sonne angewelkt; anschließend werden sie mit reifer Gartenerde vermischt und in Tontöpfen kompostiert.

In einer zweiten Stufe wird der so erhaltene Kompost auf eine neue Saat ausgebracht, deren voll entfaltete Pflanzen derselben Prozedur unterworfen werden wie die Pflanzen der ersten Stufe. Der Vorgang wird noch ein drittes Mal wiederholt. Die in der dritten Stufe, sprich: nach drei Jahren, „ganz vom Metallprozess durchdrungenen“ Pflanzen werden zu homöopathieähnlichen Lösungen und Injektionsmitteln aufbereitet. Kamillenvegetabilisiertes Kupfer beispielsweise sei unentbehrlich in der Behandlung von Blähungskoliken, ackerschachtelhalmvegetabilisiertes Gold zur Therapie von Niereninsuffizienz und Herzmuskelschwäche.

Auch Präparate mit „animalisierten“ Metallen werden verwendet, hergestellt in gleichermaßen ritualisierter Form aus den Organen von Schlachttieren – meist junge Rinder, Schweine oder Schafe –, denen zu Lebzeiten entsprechende Metalle verabfolgt worden waren.

In der anthroposophischen Diagnosestellung taucht sehr häufig der Begriff „Präkanzerose“ (= Vorstadium eines Krebses) auf. Zu den spezifischen Methoden, mit denen diese Diagnose erstellt wird, zählt der so genannte Blutkristallisationstest: Man vermischt Blut des Patienten mit einer wässrigen Kupferchloridlösung und schließt aus der entstehenden Anordnung der Kristalle auf den „Kräftezustand“ einzelner Organe. Beim „kapillar-dynamischen Bluttest“ hingegen lässt man verdünntes Blut von Filterpapier aufsaugen; die Formen und Farbmuster, die sich dabei an den Randzonen bilden, werden als Hinweise auf mögliche (Krebs-)Erkrankungen gedeutet. Bei diagnostizierter „Präkanzerose“ wird in der Regel und rein vorsorglich zu Mistelpräparaten geraten, die insofern zu den meisteingesetzten Medikamenten der Anthroposophischen Heilkunde zählen.

Der Glaube an die Wirkkraft der Mistel liegt in erster Linie in einem Analogiedenken begründet: Wie beim Krebs handle es sich auch bei der Mistel um einen Schmarotzer; wie der Krebs, der sich dem normalen Zellwachstum widersetze, widersetze sich auch die Mistel den Gesetzen der Natur: sie blühe im Winter, berühre die Erde nicht und wachse nicht dem Sonnenlicht entgegen.

Von entscheidender Bedeutung sei die indikationsbezogene Wahl der Wirtsbäume: zur Behandlung etwa von Karzinomen des Urogenitaltraktes seien bei männlichen Patienten Mistelpräparate vom Wirtsbaum Eiche zu verwenden, bei weiblichen Patienten vom Wirtsbaum Apfel. Eine plausible Erklärung gibt es hierfür nicht.

Auch die Zuordnung der einzelnen Präparate beziehungsweise der darin enthaltenen Stoffe zu bestimmten Störungen oder Erkrankungen ist rational nicht nachvollziehbar und naturwissenschaftlich durch nichts belegt.

Bezeichnend ist das Krankheitsverständnis der anthroposophischen Medizin, mit dem sie sich gegen Misserfolg immunisiert: „Die Wurzeln einer Krankheit können in vergangenen Erdenleben liegen, Karma wirkt aus der Vergangenheit. Gegen diese Schicksalsbestimmung kann der Arzt nicht heilen.“

Ähnlich wie die Mittel der Homöopathie unterliegen auch die Mittel der anthroposophischen Heilkunde einer gesetzlichen Ausnahmeregelung: ihre Wirkung muss nicht anhand der wissenschaftlichen Kriterien nachgewiesen werden, die Maßstab der Zulassung jedes anderen Medikaments sind. Eine klinisch-kontrollierte Arzneimittelprüfung außerhalb des anthroposophischen Bezugssystems findet nicht statt.

# 5. Aromatherapie

Der Begriff Aromatherapie wurde 1928 von dem französischen Chemiker René-Maurice Gattefossé eingeführt, der mittels zahlreicher Selbstexperimente die Heilwirkung von Duftstoffen erforscht hatte. Ganz besonders hatte Gattefossé sich mit den vermeintlich antibakteriellen Wirkungen bestimmter ätherischer Öle befasst, seine Untersuchungen wurden aber im Zuge der Entwicklung antibiotischer Wirkstoffe nicht weiter verfolgt.

In den 1950er Jahren wurden Gattefossés Arbeiten von der französischen Kosmetiklehrerin Marguerite Maury aufgegriffen, die eine Art „esoterischer Aromatherapie" begründete. In ihrem Standardwerk über die „Geheimnisse des Lebens und der Jugend" beschreibt sie, wie mit dem jeweiligen Aroma einer Pflanze auch deren „Seele" in die menschliche Aura übergehe und dort heilkräftige Wirkung entfalte.

Ende der 1970er Jahre, im Zuge des neuaufkeimenden Interesses an „alternativen" Heilverfahren, wurden die Schriften Gattefossés und Maurys „wiederentdeckt". Der englische Heilpraktiker Robert Tisserand legte aktualisierte Gebrauchsanweisungen vor, die als Grundlage der heutigen Aromatherapie, bekannt auch als Osmotherapie (griech.: *osmé* = Duft), gelten.

Diese bedient sich rund achtzig unterschiedlicher Duftöle, die in umfangreichen Auflistungen bestimmten Problemen und Krankheiten zugeordnet werden: von „Appetitlosigkeit" (Bergamotte, Ingwer, Kamille) bis „Zahnschmerzen“ (Knoblauch, Salbei, Wacholder). Verschiedene Lehrbücher weisen allerdings den jeweiligen Aromen ganz unterschiedliche Wirkungen zu: wird beispielsweise Zimt von dem einen Autor bei Blutdruck- und Herzproblemen empfohlen, so vom nächsten bei Durchfall und von einem dritten bei Depression.

Eine aromatherapeutische Behandlung sei ratsam nicht nur bei psychischen oder psychosomatischen Problemen – Schlafstörungen, Stress, Angst usw. seien mit Hilfe der Öle wirksam zu behandeln –, sondern auch bei schweren körperlichen Erkrankungen wie etwa Diabetes oder Lungenentzündung.

In einigen Ratgebern wird Aromatherapie ausdrücklich auch bei Sexualproblemen empfohlen, allerdings werden hier weniger Pflanzenöle als vielmehr Öle aus tierischen Drüsensekreten angeraten: Bei Impotenz etwa sei Bibergeil oder Moschus hilfreich.

In der Regel aber dient die Aromatherapie lediglich der Unterstützung oder Ergänzung weiterer „feinstofflicher“ Verfahren – von Aura-Soma-, Bach-Blüten- und Craniosakraltherapie hin zu Homöopathie oder Schüßler-Salzen –, nur im Einzelfall wird sie als eigenständiges Verfahren eingesetzt.

Die Aromaöle werden entweder einmassiert – bevorzugt auf vermeintlichen „Reflexzonen“ oder auf den Verlaufslinien angeblicher „Energiemeridiane“, wie sie aus Akupunktur oder Shiatsu bekannt sind – oder über Duftlampen, Aerolosole oder Dampfgeräte in der Raumluft verteilt. Aromaöllampen zählen nachgerade zum Standardinventar alternativtherapeutischer Praxen: In eine kleine Wasserschale werden einige Tropfen ätherischen Öls geträufelt, die über einer Kerzenflamme verdunsten und so eine wahlweise anregende oder entspannende Raumatmosphäre herstellen. Gelegentlich werden die Öle auch tropfenweise auf Zucker eingenommen oder über Klistiere verabfolgt.

Für einige der Öle gilt eine spezifische Wirkung in der Tat als nachgewiesen: so kann etwa echtes Fichtennadel- oder Rosmarinöl als anregender Badezusatz verwendet werden, die Inhalation von Muskat-, Thuja- oder Zitronenöl kann zu einer Linderung von Reizhusten beitragen. Darüber hinausgehende Wirkungen von Aromaölen konnten indes bis heute nicht belegt werden. Den Angaben der Aromatherapeuten ist insofern mit großem Vorbehalt zu begegnen. Die Behauptung etwa in einem Lehrbuch, Geranienaroma „reinigt eine gestörte Darmflora und bekämpft vor allem Kolibakterien, Typhusbakterien und Ruhrbakterien", ist in ihrer Suggestion, bei einer bakteriellen Magen-Darmerkrankung seien Antibiotika durch ein Duftöl zu ersetzen, völlig unverantwortlich; desgleichen Behauptungen über angeblich „antitoxische" oder gar „antivirale" Wirkungen: *Kein* Aromaöl ist wirksam gegen Pilz-, Bakterien- oder Virenbefall, ebensowenig gegen Zecken, Flöhe, Milben oder sonstige Parasiten.

Auch für die behaupteten psychotherapeutischen Heileffekte fehlt jeder Hinweis: Ob eine Behandlung beispielsweise mit Erdbeeraroma tatsächlich Angst und Unruhe zu mindern vermag, steht ebenso zu bezweifeln, wie die angebliche Steigerung der Lernleistung im Klassenzimmer durch Pfefferminz- oder Veilchenduft.

In kritischen Publikationen ist vielmehr von Kopfschmerz und Übelkeit die Rede, die durch die Aromen ausgelöst werden können. Bestimmte Aromaöle, insbesondere das häufig eingesetzte Teebaumöl, können zu allergischen Reaktionen führen; überdosiert können sie Bronchialkrämpfe oder auch Entzündungen der Magenschleimhaut auslösen. Bei exzessivem Gebrauch besteht zudem die Gefahr einer schleichenden Leber- und Nierenschädigung.

Mit Natur- oder Pflanzenheilkunde hat Aromatherapie nur wenig zu tun: Acht von zehn der im Handel angebotenen Aromaöle werden synthetisch hergestellt – in der Regel ohne klinische Qualitätskontrolle – und enthalten keinerlei pflanzliche Stoffe.

Gegen Duftlampen ist grundsätzlich nichts einzuwenden. Die geringen Mengen an ätherischen Ölen, die hierbei in die Raumluft gelangen, bedeuten wohl kein weiteres Risiko, wenngleich Allergikern grundsätzlich davon abzuraten ist. Je nach Vorliebe des Benutzers können die verbreiteten Aromastoffe in der Tat zu einer angenehmen Atmosphäre beitragen, mehr jedoch nicht. Auch Räucherwerk mag helfen, eine freundliche Raumatmosphäre herbeizuführen. Die ausdrücklich therapeutischen Effekte indes, die den Harzen und Aromastoffen der Rauchmittel zugeschrieben werden, gehören ins Reich der Mythen.

Babies und Kleinkinder sollten prinzipiell keinen Aromaölen – auch keinen Duftlampen oder Räucherstäbchen – ausgesetzt werden: Es besteht die Gefahr eines Stimmritzenkrampfes. Auch Hautreizungen können auftreten, und selbst von epileptischen Anfällen wurde berichtet, die durch ätherische Öle ausgelöst wurden.

# 6. Aura-Healing / Aura Soma

Der Begriff „Aura“ (lat. = Lufthauch) bezeichnet ein Feld „magnetischer Energie“, das angeblich den Körper des Menschen in Form einer ovalen oder pilzförmigen Schutzhülle umgibt. Dieses Energiefeld sei dem normalen Betrachter unsichtbar, dem geschulten Aura-Heiler jedoch zeige es sich in den sieben Farben des Regenbogens. Aus der Form und der Farbzusammensetzung des aurischen Energiefeldes könnten Rückschlüsse auf seelische und körperliche Erkrankungen gezogen werden, die sich lange vor ihrem tatsächlichen Ausbruch bereits in diesem abzeichnen sollen.

Krankheiten erscheinen angeblich als Löcher, Risse oder Verfärbungen in der Aura. Spirituell hochentwickelte Menschen sollen über besonders helle Auren verfügen, die dann als „Heiligenschein“ (Aureole, Halo) wahrgenommen und dargestellt werden.

Bereits Mitte des 18. Jahrhunderts befasste sich der schwedische Hellseher Emanuel Swedenborg (1688-1772) mit den „spirituellen Sphären“, die seiner Auffassung nach den menschlichen Körper umgäben. 1845 veröffentlichte der deutsche Chemiker Karl von Reichenbach (1788-1869) seine Entdeckung des „Od“, einer Energie, die, wie er glaubte, allen lebendigen Organismen, aber auch anorganischen Stoffen wie etwa Kristallen, in Form einer hellstrahlenden „Lohe“ entströme. Auch die Anthroposophie Rudolf Steiners stellt auf die Existenz aurischer Energiefelder ab.

Nach esoterischer Vorstellung können sich in einer defekten Aura auch Seelen Verstorbener aufhalten, die dort eine Art „Zwischenleben“ bis zu ihrer Wiedergeburt oder ihrem Eintritt ins Jenseits verbringen.

Es handle sich dabei um Geistwesen, so die einschlägige Literatur, die „ihren eigenen physischen Körper verlassen haben, ohne jedoch ihren physischen Tod akzeptiert zu haben“. In ihrem „Wirt“, in dessen Aura die „verlorenen Seelen“ einführen, in der Regel ohne dass dieser es bemerke, richteten sie erheblichen Schaden an, da sich all ihre Probleme auf diesen übertrügen.

Die Besetzung eines „Wirtes“ geschehe, wenn dieser etwa durch Narkose oder Drogenrausch ohne Bewusstsein sei, auch ein geschwächtes Immunsystem ziehe Fremdenergien an. Menschen, die derart „besessen“ seien, bedürften einer tief greifenden Säuberung ihrer Aura, einer Art spiritistischen Exorzismus.

Die Therapie „aurischer Defekte“ besteht vor allem in „Energieübertragung“: Der Aura-Heiler legt hierzu seine Hände im Abstand einiger Zentimeter über den Körper des Klienten und lässt (angeblich) kosmische Energie in dessen Aura einströmen. Gelegentlich wird die Aura auch „massiert“ oder mit Magneten oder heilkräftigen Kristallen behandelt. Komplexere aurische Säuberungen umfassen schamanische oder auch freihändig selbsterfundene Inszenierungen, nicht selten werden auch Teile des offiziellen „Rituale Romanum“ (Teufelsaustreibung der katholischen Kirche) aus dem Jahre 1614 herangezogen.

Gegen eine insofern gesäuberte und gestärkte Aura hätten weder „fremde Seelen“ noch Krankheitskeime eine Chance: Man sei nicht nur gegen Krebs, AIDS und Radioaktivität gewappnet, sondern auch gegen psychische Probleme jedweder Art. Selbst Unfälle könnten nicht mehr passieren.

Sollte man dennoch krank werden oder verunglücken, ist dies – in szeneüblichem Zirkelschluss – Hinweis auf eine (noch) nicht intakte Aura, die weiterer Behandlung eines Aura-Healers oder Exorzisten bedürfe.

Tatsache ist: Für die Existenz irgendwelcher Aurafelder gibt es keinerlei ernstzunehmenden Hinweis. Die Wahrnehmung einer Aura mit Rissen, Löchern und Einfärbungen, wie sie von „Hellsichtigen" oder „Aura-Healern" behauptet wird, muss als Halluzination oder bewusste Täuschung der gutgläubigen Klientel gewertet werden.

## Aura Soma

Zu den populärsten Verfahren des „Aura Healing" zählt das so genannte „Aura Soma" (lat./griech. = Lufthauchkörper). Dem hinlänglich als unbrauchbar ausgewiesenen „Lüscher-Farbtest" nicht unähnlich wurde die Methode Mitte der 1980er von der britischen Geistheilerin Vicky Wall (1918-1991) vorgestellt, die laut Eigenbekundung von „höherer Warte" dazu inspiriert worden sei: Aura Soma besteht aus exakt 94 Glasfläschchen, die je zur einen Hälfte mit buntfarbigem Öl und zur anderen mit gleich- oder andersfarbigem Wasser gefüllt sind.

Aus der Reihe der 94 nebeneinandergestellten Fläschchen wählt der Klient „intuitiv" vier Farbkombinationen aus, aus denen nun mittels eines eigenen Deutungskataloges diagnostische Schlüsse gezogen werden. (Beim Lüscher-Test sind es 73 Farbkärtchen.)

Blau/Violett an erster Stelle deute etwa auf „spirituellen Scharfblick" hin, Grün/Violett an zweiter auf „psychosomatische Krankheiten". Die Farbwahl informiere zudem über künftige Ereignisse: Grün/Rosa an vierter Stelle etwa bedeute einen „Neuanfang für die Liebe".

Die ausgewählten Fläschchen, deren Inhaltsflüssigkeiten (Öl/Wasser) im Ruhezustand voneinander getrennt sind, werden vom Klienten in ritueller Weise geschüttelt. Aus der Bläschenbildung beim Vermischen des Öls mit dem Wasser liest der Therapeut weitere diagnostisch wertvolle Informationen ab. Nach dem Verschütteln werden ein paar Tropfen des Öl-Wassergemisches auf bestimmte Hautareale aufgetragen und eingerieben.

Für Fortgeschrittene bietet Aura Soma ein Sortiment so genannter „Pomander“ an, vierzehn Fläschchen mit knallbunt eingefärbten Duftölen. Diese dienen besonderen „Schutz- und Heilungszwecken“: Smaragdgrün etwa helfe bei schwierigen Entscheidungen und sei hilfreich bei Asthma und Herzbeschwerden, Rot wirke aphrodisierend und schütze vor Erdstrahlen. Jeweils drei Tropfen werden auf die Handfläche gegeben und „in die Aura eingefächelt“.

Auf noch höherer Schwingungsebene als die Pomander setzen die so genannten „Meister-Quintessenzen“ an, wiederum vierzehn Fläschchen mit diesmal gedecktfarbigen Ölen, die eine „spirituelle Brücke bilden, um mit Energien bestimmter spiritueller Meister in Berührung zu kommen“: Die hellviolette „Saint-Germain-Quintessenz“ etwa führe zu einer Wende in schwierigen Lebenssituationen und erhöhe zugleich das „Ich-Bin-Prinzip“, wohingegen die dunkelrote „Meister-Christus-Essenz“ eine „Wiedergeburt des Lichtes und der Liebe in unseren Herzen“ bewirke. Zu den weiteren „Meistern“ zählen Lao-Tse (dunkelblau), Orion (hellblau) und Pallas Athene (rosenpink). Die Quintessenz-Öle werden ebenso wie die Pomander in die Aura eingefächelt.

Das komplette Sortiment an Aura-Soma-Ölen kostet rund 1.300 Euro, eine Beratung bzw. Behandlung schlägt ab 75 Euro zu Buche.

Das Geschäft mit den bunten Fläschchen boomt. Nach dem Tod Vicky Walls 1991 übernahmen deren Mitarbeiter Mike und Claudia Booth den internationalen Vertrieb. Sie erweiterten das Sortiment um eine Vielzahl farbiger Lotionen, Hautcremes, Badezusätze und dergleichen mehr. Eine offizielle Komplettausbildung in Aura Soma dauert zweimal drei Tage und kostet knapp 600 Euro.

# 7. Ayurveda

Die Zeit der indischen Weisheitskünder und Gurus, die seit Anfang der 1970er Jahre auf den Westen niedergekommen waren, ist längst vorbei. Ehedem höchst einflussreiche Figuren wie Phabhat Ranjana (Ananda Marga), Maharaj Ji (Divine Light Mission) oder Lekh Raj (Brahma Kumaris) sind heute kaum mehr jemandem ein Begriff. Und Bhagwan-Osho Rajneesh oder Seine Göttliche Gnade Bhaktivedanta Swami Prabupadha (Hare Krishna) sind schon vor Jahren ins Nirvana eingetreten.

Nur Sri Chinmoy macht gelegentlich noch mit seinen „Peace-Konzerten“ von sich reden. Und natürlich die Nachfahren des Maharishi Mahesh Yogi (1917-2008), der als einer der ersten Gurus entdeckt hatte, wie man im Westen zu Geld kommt. Mit der von ihm erfundenen Transzendentalen Meditation wird nach wie vor gutes Geschäft gemacht.

Anfang der 1980er hatte der Maharishi den „Weltplan für vollkommene Gesundheit“ vorgestellt, eine Mixtur aus Transzendentaler Meditation und Bestandteilen traditioneller indischer Heilkunst. Das hinduistische Heilsystem des Ayurveda wurde so auch im deutschsprachigen Raum bekannt. Zahlreiche Heilpraktiker sowie zunehmend auch Ärzte und Privatkliniken arbeiten heute nach ayurvedischen Prinzipien (beziehungsweise dem, was sie darunter verstehen).

Ayurveda, das rund dreieinhalbtausend Jahre alte „Wissen um ein langes Leben“, ist Teil der vier heiligen Schriften (Vedas) des Hinduismus. Der menschliche Organismus, so die grundlegende Vorstellung, spiegle das kosmische Ordnungssystem des Universums wider, das wie dieser zusammengesetzt sei aus den fünf Elementen Feuer (Thejas), Wasser (Jala), Luft (Vayu), Erde (Prithivi) und Äther (Akasha).

Hergeleitet aus diesen Elementen bestimmten drei energetische Regelsysteme, Doshas genannt, den Organismus: Vata (Luft/Äther) regle Atmung, Bewegung und Nerventätigkeit, Pitta (Feuer/Wasser) Verdauung und Stoffwechsel, Kapha (Wasser/Erde) das Immunsystem.

Das Verhältnis der Doshas zueinander bestimme die Konstitution und die individuellen Eigenschaften des Menschen. Selbst die kleinste Störung in der harmonischen Abstimmung der drei Doshas führe zu Krankheitssymptomen, vor allem aber zur Ablagerung giftiger Schlacken (Ama) im Organismus.

Mittels einer eigenen Pulsdiagnose (Nadivigyan) wird das aktuelle Verhältnis der Doshas zueinander ermittelt. Um deren rechte Balance, abgeleitet mithin aus dem astrologischen Horoskop des Patienten (Prakriti-Analyse), wiederherzustellen und die angesammelten Schlacken auszuleiten, werden bestimmte Reinigungsverfahren (Panchakarma) angewandt, wie Fasten, Bäder, Einläufe, Erbrechen oder Aderlass. Hinzu kommen Massagen, Yoga- und Atemübungen, Farb- und Musiktherapie sowie der Einsatz einer Vielzahl eigener Arzneimittel.

Ob diese Vorstellungen außerhalb des kulturellen Kontexts, in dem sie entstanden sind, Sinn machen, ist fraglich. Überprüfungen ayurvedischer Diagnose- oder Therapieverfahren nach westlichem Standard lassen jedenfalls erhebliche Zweifel an deren Wirksamkeit aufkommen.

Ernsthafte Belege für das angeführte „Indikationsspektrum“, demzufolge ayurvedische Behandlung nicht nur bei körperlichen Erkrankungen wie Diabetes oder Hepatitis angezeigt sein soll, sondern vor allem bei psychosomatischen Beschwerden wie Migräne, Neuralgien oder Magenschleimhautentzündung, gibt es bislang nicht; ebensowenig für die angeblich phantastischen Behandlungserfolge bei psychischen Störungen. Den diesbezüglichen Behauptungen darf zurecht misstraut werden, vor allem auch den ayurvedischen Präparaten, die zur Behandlung von Krebs und AIDS empfohlen werden.

Überhaupt hält die Medikamentenlehre des Ayurveda einer seriösen Analyse kaum stand. Vor allem die traditionelle Vermengung der einzelnen Präparate mit Mineralien und Metallen, insbesondere mit dem hochgiftigen Quecksilber, ist nach heutigem Erkenntnisstand nicht mehr zu vertreten. Die Behauptungen, das Quecksilber – anzuraten vor allem zur Behandlung von Leukämie – werde in einem komplizierten „Destillationsprozess" zu einer ungiftigen, aber hochwirksamen „Silbermedizin" (Bhasma) umgewandelt, sind gefährlicher Unfug. Tatsächlich besteht das „Umwandlungsverfahren" in simplem Erhitzen des jeweiligen Stoffes und anschließendem Vermischen mit Öl, Buttermilch und dergleichen; auch Arsen, Blei und andere toxische Stoffe werden auf diese Weise „entgiftet".

Ob der durchaus mögliche Entspannungseffekt von Abhyanga (Ganzkörperölmassage), Svedana (Kräuterdampfbad) oder Pranayama (Atemübungen) die im Vergleich zu herkömmlicher Kur- oder „Wellness"-Behandlung in der Regel sehr viel höheren Preise rechtfertigt, muss jeder Patient selbst entscheiden. Die Kassen bezahlen ayurvedische Behandlungen üblicherweise nicht.

Längst wird das Hindu-Heilverfahren des Ayurveda auch von Heilpraktikern, Ärzten oder Sanatorien angeboten, die weder der Maharishi- noch einer sonstigen Sektenorganisation zugehören oder nahestehen. Auch bei Praktikern, die in seriöserem Gewande auftreten, gilt indes der warnende Hinweis: Wer ausschließlich auf Ayurveda vertraut, riskiert, dass schwere Erkrankungen übersehen werden und eine angemessene Behandlung versäumt wird.

Die Ausbildung von Ayurveda-Praktikern kann nicht als ernstzunehmende klinische Qualifikation gelten. Eine Grundausbildung etwa an einer *Ayurveda-Akademie* in München umfasst fünf Tage (700 Euro), eine darauf aufbauende Fortbildung zum „Certificierten Ayurveda Wellness-Therapeuten" acht Tage (1.160 Euro). An der *Europäischen Akademie für Ayurveda* bei Frankfurt dauert eine Komplettausbildung zum „Ayurveda-Therapeuten" immerhin 34 Tage (4.245 Euro). Zusätzlich kann man sich in „vedischer Astrologie" fortbilden. Viele Praktiker erwerben ihre fachlichen Kenntnisse auch auf Urlaubstrips nach Indien oder Sri Lanka, wo eine Vielzahl an „Ausbildungsinstituten", angeschlossen oftmals an Hotels oder Touristenresorts, ihre Dienste feilbieten.

Die Kritik an Ayurveda betrifft desgleichen all die anderen Verfahren bzw. Verfahrensfragmente, die aus schamanistisch geprägten Heiltraditionen (Philippinos, Indianer, Hawaiianer, Eskimos u.v.m.) herausgebrochen und – meist ohne tiefergehende kulturanthropologische und/oder medizinische Erfahrung oder Kompetenz der einzelnen Praktiker – hierzulande als ursprüngliche Natur- oder Volksheilverfahren propagiert werden.

Insbesondere zu warnen ist vor Präparaten der so genannten „Tibetischen Medizin": Die über das Internet vertriebenen Heilmittel aus dem *Tibetan Medical & Astrological Institute* des Dalai Lama in Nordindien enthalten nicht nur obskure Bestandteile wie getrocknetes Schafshirn, Elefantengalle oder Rhinozeroshorn, sondern vielfach auch hochgiftige Anteile wie Schwefel, Blei, Asphaltteer oder Quecksilber. Über die Wirkungen und Nebenwirkungen dieser Präparate, die als „Juwelenpillen" gegen eine Vielzahl an Erkrankungen angeboten werden, gibt es keinerlei verlässliche Erkenntnis. Auch die sonstigen Verfahren der Tibetischen Medizin – Puls- oder Zungendiagnose, Aderlass, Moxibustion, Kauterisation (Behandlung mit Brenneisen) etc. – taugen zu nichts.

## 8. Bach-Blütentherapie

Entwickelt in den 1930er Jahren durch den englischen Homöopathen und Reinkarnationsesoteriker Edward Bach (1886-1936) versteht die nach ihm benannte Therapie sich heute nicht nur als Allheilmittel gegen jedwede körperliche Erkrankung, sondern als ganz besonders „segensreich bei psychischen und psychosomatischen Störungen".

Nachdem Bachs Vorstellungen nach dessen Tod im Jahre 1936 sehr schnell in der Versenkung verschwunden waren, wurden sie Ende der 1970er im Zuge der aufkeimenden New-Age-Bewegung wieder ausgegraben und in der Folge von der Hamburger Heilpraktikerin Mechthild Scheffer gewinnbringend vermarktet.

Bach zufolge besteht jeder Mensch aus einer unsterblichen Seele, einer sterblichen Persönlichkeit und einem „Spirituellen Selbst", das zwischen Seele und Persönlichkeit vermittle. Mit Hilfe des „Spirituellen Selbst" suche die Seele in der Persönlichkeit jene Aufgaben zu verwirklichen, die dem jeweiligen Menschen als Teil eines größeren kosmischen Energiefeldes aus ebendiesem zugewiesen wurden. Etwaige Störungen im Verhältnis zwischen diesen Aufgaben und dem tatsächlichen Lebensvollzug äußerten sich im Auftreten „negativer Seelenzustände", die ihrerseits als körperliche Erkrankungen in Erscheinung träten.

Genau 38 solcher Negativzustände gebe es, von Angst, Eifersucht und Hass hin zu Misstrauen, Unsicherheit und Verzagtheit. Um zu gesunden gelte es, die hinter jeder Erkrankung stehenden „negativen Gedanken und Gefühle" mittels übergeordneter Schwingungen zu harmonisieren. Hierzu bietet Bach ein Sortiment an 38 Blütenessenzen an, deren jeweilige „Schwingungsfrequenz“ mit je einer der negativen Seelenverfassungen korrespondiere und diese auf eine „höhere Ebene“ transformiere.

Bei den Bach-Essenzen handelt es sich um „Wasserauszüge“ aus verschiedenen Pflanzen. Allerdings werden keine Wirkstoffe in herkömmlichem Sinne extrahiert, vielmehr werden die Blüten oder Pflanzenteile lediglich für kurze Zeit in Quellwasser eingelegt und dem Sonnenlicht ausgesetzt. Das Wasser reichere sich dadurch in einem Prozess „natürlicher Alchimie“ mit dem „Schwingungsmuster“ der jeweiligen Pflanze an.

Entscheidend für den Prozess sei das strikte Einhalten ritueller Vorschriften: Beispielsweise müssen die Pflanzen zur Zeit zunehmenden Mondes an einem sonnigen, wolkenlosen Tag vor neun Uhr früh gesammelt werden; dabei dürfen sie nicht mit bloßen Händen berührt werden, der Sammler muss unbedingt Handschuhe tragen. Nach dem Einlegen in das Wasser – 120 Gramm Pflanzenteile auf einen Liter – müssen sie mit einem Zweig derselben Pflanze herausgeholt werden.

Das „angereicherte“ Wasser wird mit der gleichen Menge Alkohol (40%iger Cognac oder Brandy) versetzt und im Verhältnis 1 : 240 mit Wasser verdünnt: aus fünf Litern Wasser, in die kurz ein paar Blätter oder sonstige Pflanzenteile eingelegt wurden, entstehen dergestalt 250 Liter Bach-Blütenessenzen, die, abgefüllt in 25.000 so genannte „stockbottles“ (Vorratsfläschchen à 10 ml), für sieben bis zehn Euro pro Fläschchen verkauft werden.

Die „hochkonzentrierten“ Essenzen der stockbottles müssen vom Anwender selbst auf Einnahmestärke verdünnt werden: drei Tropfen auf ein 30 ml-Fläschchen, das zu 3/4 mit Wasser und zu 1/4 mit Alkohol aufzufüllen ist.

Laut Legende habe Bach, ein Anhänger der Lehre C. G. Jungs, „intuitiv“ jene Pflanzen ausgewählt, die „positive archetypische Seelenkonzepte verkörpern und genau die Schwingung besitzen, die uns fehlt, wenn wir uns in einem negativen Zustand befinden“.

Rotbuchen-Essenz etwa wirke bei Arroganz, Geißblatt bei Pessimismus und Heidekraut bei Grübelsucht; Kastanie sei ratsam bei „mangelnder Einsicht in die eigenen Fehler“ und Weide beim „Gefühl, im Leben zu kurz gekommen zu sein“. Für besondere Notfälle gibt es so genannte „Erste-Hilfe-Tropfen“ (rescue drops), eine „Essenz“ aus fünf verschiedenen Pflanzen, deren Einnahme Schock, Panik und Ohnmacht verhindern soll.

In einem einschlägigen Lehrbuch werden Bach-Blüten auch bei Vergewaltigung und Misshandlung empfohlen. Mechthild Scheffer hält sie gar für geeignet, karmische Blockaden aus früheren Leben aufzulösen. Über die Behebung der „negativen Seelenzustände“, die Ursache seien der jeweiligen körperlichen Krankheiten, hülfen beispielsweise Kastanientropfen zuverlässig gegen Asthma, chronischen Schnupfen und Epilepsie, Stechginstertropfen hingegen bei Diabetes, Inkontinenz und vorzeitigem Altern.

Selbstredend empfehlen sich die Blütentropfen auch zur Bewältigung pädagogischer Probleme: beispielsweise sei Kindern, die nicht gern alleine spielten, mit Odermennig beizukommen, „boshaften“ und „eigensinnigen“ hingegen mit Stechpalme oder Weinrebe. Auch bei Lese- und Rechtschreibproblemen empfehle sich die Verabfolgung von Bach-Blüten.

Die Blütenessenzen sollen tropfenweise (vier Tropfen aus dem Einnahmefläschchen auf ein Glas Wasser, viermal täglich) eingenommen werden, helfen angeblich aber auch, wenn man ein Fläschchen davon bei sich trägt oder neben sich ans Bett stellt. Auch fünf Tropfen auf ein Vollbad seien hilfreich.

Mittlerweile gibt es auch „Heilsalben“ zu äußerlicher Anwendung, bei denen Bach-Blütentropfen in eine neutrale Creme-Grundlage eingearbeitet sind. Die Tropfen können selbstverständlich auch anderen, Kindern oder Ehepartnern etwa, ohne deren Wissen ins Essen oder in ein Getränk geträufelt werden, was, wie es in einem Lehrbuch heißt, die Bach-Blütentherapie zu einem optimalen Instrument des Familienfriedens mache.

Entgegen aller Behauptungen Scheffers und ihrer Anhänger tragen die Bach-Blütenessenzen außer dem Alkohol keinerlei Wirkstoff in sich, es lässt sich nicht der geringste Unterschied zwischen den einzelnen Präparaten feststellen. Die einzelnen stockbottles enthalten Wasser und ein wenig Alkohol, sonst gar nichts. Das gleiche gilt für die mittlerweile zahlreich vertretenen Konkurrenzprodukte wie etwa Findhorn-, Green-Man-, Yggdrasil- oder Himalaya-Flower-Essenzen.

# 9. Bioenergetik

Unter „Bioenergetik“ werden gemeinhin all jene Ansätze verstanden, die den Körper in die psychotherapeutische Arbeit mit einbeziehen. Als Stammvater gilt der Freud-Schüler Wilhelm Reich (1897-1957), der mit der so genannten Orgontherapie ein eigenes Behandlungskonzept entwickelte. Auch wenn dieses Konzept in seiner „originären“ Form heute kaum mehr Verwendung findet, gelten die Reichschen Ideen – beziehungsweise der Verweis darauf – als Grundlage einer Vielzahl mehr oder minder eigenständiger Alternativheilverfahren.

Reich galt lange Jahre als Musterschüler Sigmund Freuds. Nach einer steilen Karriere innerhalb des psychoanalytischen Establishments in Wien wurde er allerdings seiner zunehmend unorthodoxen Vorstellungen wegen Anfang der 1930er aus diesem verbannt.

Wilhelm Reich entwickelte ein eigenständiges Konzept, das wesentlich auf der Beobachtung basierte, dass alle erfolgreich behandelten Klienten im Zuge ihrer Therapie ein befriedigendes Sexualleben entwickelten, die erfolglos Gebliebenen hingegen nicht.

Reich glaubte, als Ursache für den Erfolg therapeutischen Bemühens die Fähigkeit des Klienten zu „orgastischer Entladung“ entdeckt zu haben, die sich in der Auflösung muskulärer Panzerungen und der Wiederherstellung des darin blockierten Flusses an Lebensenergie freisetze. Diese Energie, eine – wie Reich meinte – physikalische und objektiv messbare Größe, bezeichnete er als „Orgonenergie“, sein Verfahren zu deren Freisetzung als „Orgon-“ oder „Vegetotherapie“.

Unter „Panzerung“ versteht Reich chronische muskuläre Verkrampfungen als körperliche Seite der Verdrängung frühkindlich psychosexueller Konflikte – Unterdrückung beziehungsweise Nicht-Befriedigung oraler, analer oder genitaler Bedürfnisse –, deren psychische Seite sich in charakterlichen Verhärtungen darstelle.

Zur Behandlung liegt der nicht oder nur leicht bekleidete Klient mit angewinkelten Knien auf einer Matte; er wird angewiesen, bewusst durch den Mund zu atmen und seine Atmung zunehmend zu intensivieren. Durch dergestalt energetische „Aufladung“ des Organismus werde enormer innerer Druck auf die Panzerung ausgeübt, der durch äußere Einwirkung des Therapeuten weiter verschärft wird: Mit größtem Krafteinsatz drückt dieser Daumen, Fäuste oder Ellbogen solange auf die „verpanzerte“ Muskulatur, bis der Klient die Krampfspannung nicht länger aufrechterhalten kann und das darin festgehaltene verdrängte Gefühl sich in unwillkürlicher Entladung Bahn bricht.

Vom Kopf abwärts wird der Körperpanzer – Reich unterscheidet sieben ringförmige Muskelgruppen um Augen, Mund, Hals, Brust, Zwerchfell, Bauch und Becken – systematisch bearbeitet. Der Klient wird ermuntert zu schreien, um sich zu schlagen, in die Matratze zu beißen oder sich auf beliebig sonstige Weise hemmungslos gehen zu lassen. Insbesondere wird er angeleitet, seine Schließmuskeln wiederholt zu entspannen und zu kontrahieren. Sobald dies gelingt, bewegt sich das Becken nach jedem Ausatmen spontan nach vorn. Reich bezeichnet dies als Orgasmusreflex: Der Organismus sei nun in der Lage, sich vollständig hinzugeben und daher außerstande, eine Neurose aufrechtzuerhalten, da Neurosen nur auf der Basis libidinöser Energiestauungen existierten.

Die Therapiedauer zur völligen Wiederherstellung „orgasmischer Potenz“ liegt zwischen zwei und vier Jahren.

Unterstützt wird die Therapie Reichs durch die so genannten Orgonakkumulatoren, mit Eisenplatten abgedeckte, schrankähnliche Holzkästen, deren Innenwände mit mehreren Schichten abwechselnd organischen und anorganischen Materials ausgeschlagen sind. Reich hielt diese Kästen, die er nach seiner Emigration in die USA (1937) entwickelte, für Batterien zur Sammlung und Speicherung kosmischer Energie. Er berichtete von phantastischen Heilerfolgen bei Patienten, die sich der gebündelten Orgonstrahlung ausgesetzt hatten, insbesondere im Kampf gegen Krebs wollte er phänomenale Durchbrüche erzielt haben.

Seiner Orgonexperimente wegen stieß Reich zunehmend auf Kritik, in der Wissenschaft galt er längst als geisteskrank. Die amerikanischen Behörden ließen Anfang der 1950er seine Akkumulatoren zerstören und seine gesamten Unterlagen vernichten. Da er sich nicht an das Verbot der Benutzung seiner Orgonkästen hielt, wurde er 1956 zu einer zweijährigen Gefängnisstrafe verurteilt, im Zuge derer er 1957 starb.

Ob Reich tatsächlich verrückt war (oder in späteren Jahren wurde), lässt sich nicht mehr beurteilen. Seine Orgonakkumulatoren und seine zunehmende Verstrickung in Verschwörungstheorien – unter anderem glaubte er die Erde von bösartigen Außerirdischen bedroht, die die Atmosphäre mit tödlicher negativer Orgonenergie vergifteten – deuten allerdings sehr auf wahnhaftes Geschehen hin. 1954 wollte er gar eines der feindlichen UFOs höchstpersönlich vertrieben haben.

Die psychoanalytischen Schriften Reichs, die er vor seiner Emigration in die USA verfasste, insbesondere seine Studie zur *Massenpsychologie des Faschismus* (1933), sind von seinen späteren Orgon-Verirrungen klar getrennt zu sehen; auch der Wert seiner in den späten 1920ern begründeten sozialistischen Sexualaufklärungsarbeit ist unbestritten; desgleichen seine Arbeiten zur Religionskritik.

Für die behauptete Wirksamkeit der Vegeto- oder Orgontherapie liegt bis heute kein ernsthafter Nachweis vor, hingegen wird von seriösen Praktikern seit je auf das Risiko schwerster körperlicher und/oder psychischer Störungen hingewiesen, das mit den tiefen Eingriffen in das organismische Geschehen einhergehe. Besonders gefährlich sind die Techniken in der Hand mangelhaft qualifizierter „Neo-Reichianer", die nicht befähigt sind, mit möglicherweise auftretenden Krisensituationen angemessen umzugehen.

Dieselbe Kritik gilt für die zahlreichen Variationen und Fortentwicklungen des Reichschen Ansatzes, wie etwa die Bioenergetische Analyse nach Alexander Lowen, selbst Schüler Reichs, oder die Biosynthese nach David Boadella, der einen zusätzlich aufzulösenden „Gehirnpanzer" entdeckte.

Weitverbreitet ist auch das Verfahren der Biodynamik, entwickelt von der norwegischen Physiotherapeutin und Reich-Anhängerin Gerda Boyesen (1922-2005), das im Wesentlichen aus einer tiefgreifenden Massage des Bauchbereiches besteht. Ziel ist es, den von Boyesen entdeckten „Eingeweidepanzer" zu „schmelzen". Eine Zunahme von Darmwinden wird als untrügerisches Zeichen gesehen, dass sich innere Verfestigungen lösen. Biodynamik wird üblicherweise in Form einmaliger Wochenend-Workshops angeboten.

# 10. Bioresonanztherapie

Vorgestellt Ende der 1970er von dem Medizinaußenseiter Franz Morell und dem Elektriker Erich Rasche fand die Bioresonanztherapie in der Heilpraktikerszene in kürzester Zeit weite Verbreitung. Heute gilt das auch als MORA (= (MOrell und RAsche)-, Bicom-, Multicom-, Multiresonanz- oder Kippschwingungstherapie bekannte Verfahren als nahezu unabdingbarer Bestandteil „alternativer“ Heilbehandlung.

Vom Körper abgestrahlte „krankmachende Schwingung“, so Morell und Rasche, werde über das von ihnen entwickelte Bioresonanzgerät in „heilsame Schwingung“ umgepolt und dem Körper zurückgeführt. Zur Behandlung hält der Patient zwei über Kabel mit dem Gerät verbundene „Elektroden“ (in Form kleiner Blechdosen) in den Händen: Die „Minus-Elektrode“ greife die „pathologischen Schwingungen“ ab, die „Plus-Elektrode“ gebe sie, automatisch umgewandelt in „genau jene Schwingungen, die den Heilungsprozess in Gang setzen“, wieder ab.

Weiterentwickelte Geräte nutzen angeblich die „Schwingungen“ homöopathischer Heilmittel oder von Bach-Blütentropfen, die über die „Elektroden“ in den Körper des Patienten eingeleitet werden könnten. Die geschlossenen Fläschchen werden hierzu in einen mit dem Gerät verkabelten Behälter gestellt. Auch die heilsamen „Schwingungen“ von Edelsteinen, Metallen und Farbkarten könnten dergestalt zugeführt werden.

Sechs bis zehn Sitzungen seien erforderlich, jede nur denkbare Erkrankung oder Funktionsstörung zu beheben oder auch vorbeugend zu behandeln.

„Verblüffende Erfolge" seien zu erzielen vor allem bei Allergien, Atemwegserkrankungen, chronischen Schmerzzuständen, Rheuma und vielen anderen Problemen, selbst und gerade dann, wenn andere Methoden oder Mittel bisher wenig oder gar nichts bewirken konnten.

Zur Erklärung der Wirkungsweise ihrer Apparaturen beziehen deren Vertreter sich gerne auf die (längst widerlegte) Biophotonentheorie Fritz-Albert Popps, derzufolge eine ultraschwache zelluläre Lichtstrahlung jeden Organismus mit einem „Kraftfeld" umgebe, in das mittels bestimmter Schwingungen Informationen zur Behebung organismischer Funktionsstörungen eingeschleust werden könnten. Mit aufgeblähter Terminologie wird der Anschein quantenphysikalischer Wissenschaftlichkeit erweckt, deren Forschung an Verhalten und Wechselwirkung kleinster Teilchen Ergebnisse liefert, die der klassischen Physik zuwiderlaufen – so ist Licht beispielsweise einmal Welle, einmal Teilchen und irgendwie auch beides zugleich – und damit als Argument verwendet werden kann, physikalisch Unmögliches in den Bereich des Möglichen zu rücken. Die Rede ist von „sechsdimensionalen Hyperwellen", von „Supraleitungen" oder „antisubkonjunktivistischen Elektronenplasmakonvergenzen": Trickreich werden tatsächlich existierende Begriffe der Qunatenphysik mit frei Erfundenem vermischt, so dass ein selbst für den Fachmann kaum mehr durchschaubares Begriffsgewirr entsteht, das sich gleichwohl beeindruckend anhört und gegen das argumentativ nicht mehr angegangen werden kann. Im Übrigen sei die Funktionsweise der Geräte Firmengeheimnis.

Bioresonanztherapie wurde einer Vielzahl wissenschaftlicher Tests unterzogen: die Ergebnisse waren durchgängig negativ. Die *Stiftung Warentest* rät insofern entschieden davon ab, egal, unter welchem Namen sie betrieben wird: Sie müsse als reine Spekulation und Irreführung des Patienten gelten.

Auch für den Hausgebrauch gibt es entsprechende Geräte: Zu deren weitestverbreiteten zählt der so genannte „Medea-7-Orgonstrahler". Es handelt sich dabei um ein so genanntes „Radionik-Gerät", das ohne Strom aus Steckdose oder Akku funktioniere.

Der Strahler besteht aus einem spitz zulaufenden knapp 25 Zentimeter langen Aluminiumrohr (vergleichbar einem etwas überdimensionierten Kugelschreiber), das über ein Kabel mit einem Behälter für „Bioaktiv-Ampullen" verbunden ist; diese sind mit kochsalzhaltigem Leitungswasser gefüllt, das nach Angaben des Erfinders der Apparatur mit „universeller Lebensenergie" (= Orgon) aufgeladen sei.

Diese Energie werde über das Kabel und den Metallstift auf den kranken Körperteil geleitet und entfalte dort ihre heilende Wirkung. Auch Fernheilung könne durchgeführt werden, hierbei sei der „Strahler" auf ein Photo der zu heilenden Person zu richten.

In großformatigen Werbeverlautbarungen berichten „begeisterte Anwender" von wundersamen Heilerfolgen bei Erkrankungen jeder Art, nicht zuletzt bei Neurodermitis, Herpes, Knochenmarkskrebs oder Gehirntumoren. Ein Gutachten der Universität Gießen wies das 360 Euro teure Gerät als gänzlich wirkungslose Attrappe aus. Auch in einer Untersuchung der Universität Heidelberg konnte keinerlei überplaceboider Effekt festgestellt werden.

Interessant ist ein weiterer „Orgonakkumulator", der unter dem Namen „Pyragon-Biophotonen-Schwingungsverstärker" vertrieben wird. Das Gerät in Gestalt einer kleinen Keramikpyramide säubere den Wohnbereich von „Eiterbakterien, Fäulnisbakterien und T-Bazillen" (= „Todesbazillen", gemeint sind krebserregende Stoffe). Kosten: knapp 200 Euro.

Ähnliche Wirkung wird einem 140 Euro teuren „Hulda-Clark-Zapper K 100" zugeschrieben, einem batteriebetriebenen „Frequenzgenerator, der eine in der Natur nicht vorkommende Wellenform“ erzeuge und damit jedwede Keime, Pilze oder Parasiten abzutöten vermöge.

Flächendeckend beworben werden auch Bioresonanzgeräte, die, nicht viel größer als eine Zwei-Euro-Münze, mittels eines eingebauten Mini-Akkus ein elektromagnetisches Feld zu erzeugen und, als Anhänger um den Hals getragen, jegliche Organstörung zu beheben in der Lage seien. Die Kosten liegen bei rund 150 Euro.

Etwas preiswerter ist mit 90 Euro das so genannte „Kosmoton“, ein „kosmobiologisches Schutzgerät für Mensch, Tier und Pflanze“. Es handelt sich um ein mit esoterischer Symbolik versehenes Blechmedaillon von etwa sechs Zentimetern Durchmesser mit eingebauter Mini-Batterie. In diesem Gerät sei ein „dreistrahliges Mikrokosmossystem mit dem siebenfachen Mikrosonnensystem kombiniert“, wodurch es „universal kosmisch tonisierend“ wirke.

All diese Gerätschaften sind als völlig nutz- und wirkungsloser Tand zu werten, mit dem der gläubigen Kundschaft das Geld aus der Tasche gezogen wird. Die Grenze zum Betrug wird vielfach überschritten.

Eine komplette Ausbildung zum „Zertifizierten Bioresonanztherapeuten“ kann schon an einem Tag absolviert werden: Dauer sechs Stunden, Kosten 75 Euro.

# 11. Biorhythmik

Ein langjähriger Brieffreund Sigmund Freuds, der Berliner Hals-Nasen-Ohren-Arzt Wilhelm Fließ (1855-1928) glaubte im Zuge seiner medizinischen Forschungen entdeckt zu haben, dass sämtliche Vorgänge des menschlichen Lebens in periodischen Zyklen ablaufen.

Nicht nur Geburts- und Todestage oder zeitliche Abstände einer Geschwisterreihe unterlägen bestimmten zyklischen Gesetzmäßigkeiten, sondern vor allem Krankheiten ließen konstante periodische Abläufe erkennen.

Körperliche Symptome, so meinte Fließ, unterlägen einem 23-Tage-Rhythmus, psychische Symptome einem 28-Tage-Rhythmus. Nach einer ersten Veröffentlichung zu dieser Idee im Jahre 1897 erschien 1906 sein Grundlagenwerk *Der Ablauf des Lebens*.

Etwa zeitgleich führte der Wiener Psychologe Hermann Swoboda ganz ähnliche Studien durch. Er entwickelte eine Art Rechenschieber, mit dem biorhythmisch kritische Tage berechnet werden konnten. Swoboda, ein Patient Freuds, wurde von Fließ öffentlich bezichtigt, ihm seine Ideen der „zwiefachen Periodizität aller Lebensvorgänge" gestohlen zu haben. Seine Vermutung, Swoboda habe von Freud davon erfahren, dem er in umfänglichem Schriftwechsel von seinen Arbeiten berichtet hatte, wurde von diesem auf eindringliches Befragen hin auch zugegeben. Fließ brach daraufhin seinen Kontakt zu Freud ab.

Zur Fließschen Periodenlehre eines 23-tägigen Körper- sowie eines 28-tägigen Seelen-Rhythmus kam 1928 ein so genannter „Intellekt-Rhythmus“ mit einer Periode von 33 Tagen hinzu, den ein österreichischer Ingenieur namens Friedrich Teltscher entdeckt haben wollte. Selbst einen vierten Rhythmus von 38 Tagen, den so genannten „Feinsinnigkeits-Rhythmus“, der den Geschmacks- und Schönheitssinn steuere, beschrieb Teltscher.

Ende der 1970er, im Zuge der aufkeimenden Esoterik- und Alternativmedizinbewegung wurden die längst in Vergessenheit geratenen Texte von Fließ und Swoboda ausgegraben und zur heutigen Biorhythmenlehre neu aufbereitet.

Die Vorstellung eines K-(Körper)-Rhythmus mit 23-tägiger Periode, der Energie, Angriffslust, Ausdauer und Widerstandskraft beeinflusse, eines S-(Seelen)-Rhythmus mit 28-tägiger Periode, der Gefühl, Stimmung, Intuition und schöpferische Fähigkeiten lenke, sowie eines G-(Geistes-)-Rhythmus mit 33-tägiger Periode, der sich auf Reaktionsschnelligkeit, Konzentrationsfähigkeit und Kombinationsgabe auswirke, ist heute hochpopulär. (Dem von Teltscher gefundenen „Feinsinnigkeits-Rhythmus“ mit 38-tägiger Periode wird von heutigen Anhängern der Biorhythmik keine weitere Bedeutung zugemessen.)

Alle drei Perioden gehen laut Biorhythmik von der Geburtsstunde aus und verlaufen in sinusförmigen Kurven. Trägt man diese Kurven auf einer Messgeraden auf, entstehen Schnittstellen. Tage, an denen die Kurven einander schneiden oder die Messgerade kreuzen, gelten als „kritisch“. Tage, an denen die Kurven ihren Höchst- beziehungsweise Tiefstpunkt erreichen, sollen für körperliche, seelische oder geistige Aktivität besonders geeignet beziehungsweise ungeeignet sein.

Es werden Tabellen, elektronische Kurvenzeichner und Taschenrechner zum Kauf angeboten, mit deren Hilfe man die „kritischen“ Tage im Lebensablauf vorhersehen kann. Insbesondere im Sport spielt Biorhythmenanalyse eine nicht unbedeutende Rolle: Bei der Aufstellung von Fußball-

oder sonstigen Mannschaften werden die Leistungskurven der einzelnen Sportler berücksichtigt.

Viele Ärzte lehnen Operationen an biorhythmisch kritischen Tagen ab, amerikanische und japanische Flug- und Busgesellschaften werden angewiesen, die biorhythmischen Kurven ihrer Piloten und Fahrer bei deren Einsatz zu überprüfen. Der Absturz einer Maschine der United Airlines in Chicago am 8. Dezember 1972 soll nachweislich darauf zurückzuführen gewesen sein, dass der Captain in allen drei Rhythmen eine niedrige Phase hatte, der Kopilot sich körperlich und intellektuell in einer kritischen Spanne bewegte und der Flugingenieur emotional und körperlich an einem Tiefpunkt war.

Auch Manager verlegen wichtige Termine in biorhythmisch günstige Zeiten, und Studenten versuchen, Prüfungen mit einer Hochphase ihres G-Rhythmus abzustimmen. In der esoterischen und alternativmedizinischen Therapie kommt der Biorhythmenlehre eine herausragende Bedeutung zu: „Indem wir uns mit der Beziehung zwischen unserem biorhythmischen Muster und unserem Verhaltensmuster vertraut machen", wie es in einem einschlägigen Lehrbuch heißt, „können wir lernen, die unerwünschten Veränderungen auszugleichen, die auf die Wirkung der Biorhythmen zurückzuführen sind".

Krankheiten könnten vermieden werden, indem an „kritischen" Tagen mögliche Infektionsquellen gemieden würden – keine Fahrt in öffentlichen Verkehrsmitteln! –, sollte man indes trotz aller Vorsicht erkranken, könne die Heilung erheblich beschleunigt werden durch gezielte Behandlung an biorhythmisch geeigneten Tagen: „regulationsmedizinische" Verfahren wie Akupunktur, Homöopathie, Kinesiologie oder Neuraltherapie seien an diesen Tagen besonders wirksam.

Im Übrigen sollte grundsätzlich keine eheliche Bindung ohne Aufstellung eines Vergleichsrhythmogramms eingegangen werden.

Zahlreiche wissenschaftliche Studien haben den Nachweis erbracht, dass die Vorstellungen der Biorhythmiker gänzlich unsinnig sind. Insbesondere gilt der Anspruch als widerlegt, mittels biorhythmischer Analysen könnten zufallsunabhängige Aussagen über das Auftreten selbstverschuldeter Unfälle getroffen werden. Auch ein Zusammenhang zwischen Schulnoten und biorhythmischen Kurven konnte nicht gefunden werden, desgleichen keinerlei Beleg für die Behauptung, aus den Rhythmogrammen zweier Menschen könne das Gelingen beziehungsweise Scheitern einer Beziehung vorhergesagt werden. So eindrucksvoll das enorme Datenmaterial und die vielfältigen Rechnereien überzeugter Biorhythmiker zweifellos vielen erscheinen, es ist nichts anderes als numerologischer Humbug, vergleichbar dem Aussagewert eines astrologischen Horoskops.

Mit den tatsächlich nachweisbaren biologischen Zyklen des Körpers, wie etwa dem circadianen Rhythmus („innere Uhr") oder der regelmäßig wiederkehrenden Produktion bestimmter Hormone, hat die Lehre der Biorhythmik nichts zu tun.

# 12. Craniosakrale Therapie

Eine Sonderform der Physiotherapie, genauer: der Osteopathie, eines eigenständigen Systems „non-invasiver" Manipulation von Knochen, Gelenken und Weichteilen, stellt die so genannte „Craniosakrale Therapie" (*cranían* = griech.: Schädel, *os sacrum* = lat.: Kreuzbein) dar.

Entwickelt angeblich in den 1940ern von dem amerikanischen Chiropraktiker William Garner Sutherland (nach anderen Quellen schon sehr viel früher von einem Osteopathen namens Andrew Taylor Still beziehungsweise erst später von einem gewissen John Upledger) sucht sie durch spezifischen Druck auf Schädel und untere Wirbelsäule das angeblich zu erspürende rhythmische – und im Störungsfalle eben nicht-rhythmische – Pulsen des Liquor (= Hirn- und Rückenmarksflüssigkeit) zu beeinflussen. Auch (vermeintliche) Schädelknochen-, Wirbel- und Beckenfehlstellungen oder -inelastizitäten werden „korrigiert".

Ganz allgemein geht es der Craniosakralen Therapie um einen „Spannungsausgleich im Schädel", wodurch nicht nur „die Motivation und die Leistungsfähigkeit des Gehirns verbessert" werde, sondern auch und insbesondere Besserung eintrete bei „emotionalem Stress und dessen Folgeerscheinungen, bei psychosomatischen Krankheitsbildern, posttraumatischen und postoperativen Problemen sowie Störungen des zentralen Nervensystems".

Unter gläubigen Anhängern gilt das Verfahren als „Allheilmittel", hilfreich nicht zuletzt bei Skoliose (Wirbelsäulenverkrümmung), Allergien und akuten wie auch chronischen Schmerzzuständen. Im Regelfalle sind sechs bis zehn je 30- bis 60-minütige Behandlungen vorgesehen.

Eine craniosakrale Behandlung mit manueller Korrektur der Scheitelbeinüberlappungen sei bei jedem Neugeborenen dringend angezeigt, „um Fehlentwicklungen vorzubeugen“. Wie der *Verband der Osteopathen Deutschlands e.V.* eigens betont, lasse sich der Schädel von Neugeborenen „sehr gut behandeln, da die Knochen noch sehr weich sind und teilweise noch aufeinander zuwachsen müssen“.

Auch bei älteren Kindern sei Craniosakrale Therapie anzuraten. Konzentrations- und Lernstörungen, auch Sprachentwicklungsverzögerungen, Sprachprobleme und Legasthenie, seien vielfach bedingt durch „Kompression und Fehlstellung der Schädelknochen“, was sich craniosakraltherapeutisch in wenigen Behandlungsstunden beheben lasse. Besonders empfehle Craniosakrale Therapie sich daher auch für die logopädische Praxis. Selbst zur Aufarbeitung frühkindlicher (oder sonstiger) Psychotraumata sei Craniosakrale Arbeit Methode der Wahl.

Es versteht sich, dass es für derlei Behauptungen keinen ernstzunehmenden Beleg gibt. Ungeachtet der bemühten Wissenschaftssprache der einschlägigen Literatur ist Craniosakrale Therapie – auch bekannt als CS-Technik – wissenschaftlich durch nichts abgesichert. Eine Komplettausbildung zum Craniosakraltherapeuten ist in zwei bis vier Tagen zu absolvieren. Selbst Fernlehrgänge per Post finden sich im Angebot. Kosten: ab 250 Euro.

Nachzutragen ist der warnende Hinweis, dass man sich (oder sein Kind) prinzipiell nur dann einer physiotherapeutischen oder osteopathischen Behandlung unterziehen sollte, wenn diese ärztlich verordnet und von einer fachlich ausreichend qualifizierten Fachkraft durchgeführt wird. Behandlungen von Schädel oder Wirbelsäule erfordern grundsätzlich eine vorherige Röntgenüberprüfung der betreffenden Bereiche. Von craniosakraler Manipulation am Kopf von Neugeborenen ist dringend abzuraten.

## 13. Edelsteintherapie

Seit Anfang der 1980er im Zuge der Esoterikwelle die „Edelsteinmedizin" der mittelalterlichen Mystikerin Hildegard von Bingen wieder ausgegraben wurde, boomt der Glaube an die „Heilkraft" von Steinen und Kristallen. Eine Vielzahl eigener Leitfäden und Lehrbücher findet sich auf dem Markt. Auf Esoterik-Verkaufsmessen, in einschlägigen Buchläden sowie über eigene Versandhäuser werden Steine jedweder Art und Provenienz angeboten.

Seit Mitte der 1990er gibt es sogar einen eigenen Interessensverband, der der Steinheilkunde jene „gesellschaftliche Anerkennung" zurückzuverschaffen sucht, die sie angeblich seit je innegehabt habe und die ihr erst „mit dem aufkommenden Materialismus und den modernen Wissenschaften" verlorengegangen sei.

Edelsteintherapie ist synonym auch als Kristall-, Litho- oder Gemmotherapie bekannt.

In umfänglichen Auflistungen werden die spezifischen Heilkräfte der einzelnen Steine dargestellt. Aufgelegt auf bestimmte Stellen des Körpers – auf vermeintliche Reflexzonen oder Akupunkturpunkte vornehmlich – setzten sie ein „gewaltiges Energiepotential" frei, wodurch jede nur denkbare Störung oder Erkrankung behoben werden könne.

Jade beispielsweise empfehle sich bei Herz-Kreislaufproblemen, Saphir bei Atemwegs- und Lapislazuli bei Hauterkrankungen, Fluorit bei neurologischen Ausfällen. Bei übelriechenden Blähungen sei Karneol angezeigt, bei sauerem Aufstoßen Magnetit, letzterer auch bei juckenden Geschlechtsorganen.

Keineswegs sind die Angaben der einzelnen Lehrbücher eindeutig oder widerspruchsfrei: hält etwa der eine Autor Citrin für besonders empfehlenswert bei körperlicher Erschöpfung, so der andere bei Kratzzwang am After; wird Zirkon hier gegen übersteigerte Aggressivität und Zerstörungswut empfohlen, so da gegen Tumore im Hals- und Nasenbereich. Auch die Auswahl der Steine ist völlig willkürlich: der eine setzt auf weitgehend unbekannte Steine wie Chrysokoll oder Uwarowit, der andere auf allgemein bekannte wie Bergkristall oder Granat.

Edelsteine gehören heute zur Grundausstattung nahezu jeder alternativen Heilpraxis: ein Schächtelchen mit 24 getrommelten Halbedelsteinen ist als Startset um knapp 70 Euro erhältlich, nach oben hin sind die Preise natürlich offen.

Über die Therapie akuter oder chronischer Erkrankungen hinaus kommt den Steinen besondere Bedeutung in der Vorsorge zu: besten Schutz gegen Krankheit oder sonstige Unbill biete die Energie eines Steines, der dem astrologischen Sonnenzeichen des jeweiligen Trägers entspreche: Im Zeichen des Widders (21.3.-20.4.) Geborenen verleihe Amethyst oder Rubin zusätzliche Abwehrkraft, Jungfrau-Geborenen (23.8.-22.9.) dagegen Lapislazuli, Opal oder Smaragd. Auch mit dem Mond korrespondierende Steine hätten sich als sehr hilfreich erwiesen: im Januar Rosenquarz, im Februar Onyx, im März Aquamarin und so weiter. Jade schütze das ganze Jahr über gegen Unfälle und verleihe obendrein Fruchtbarkeit.

Frei nach den Weisungen der „Heiligen Hildegard“ werden vielfach auch „Edelsteinelixiere“ hergestellt. Hierzu wird der jeweilige Heilstein für zumindest fünf Stunden in ein Glas Wasser gelegt, wahlweise auch 10 bis 15 Minuten in destilliertem Wasser gekocht: Die so erhaltene „Uressenz“ sei dem Trinkwasser zuzugeben. Lapislazulielixier beispielsweise befreie das Lymphsystem von Giftstoffen, Moonstone- oder Perlenelixier wirke gegen nervöse Unruhe.

Bei schwerwiegenderen Problemen wird, gleichfalls unter Bezugnahme auf die „Hildegard-Medizin“, empfohlen, die Steine zu pulverisieren und unter das Essen zu mischen. Pulverisierte Steine können über den einschlägigen Zubehörhandel bezogen werden: Ein Set mit 56 verschiedenen Edelsteinpulvern (à 1 Gramm) kostet hier etwas über 100 Euro. Längst finden sich „zu direkter oraler Einnahme“ auch fertige „Kristallkapseln“ auf dem Markt: mit unterschiedlichen „Heilsteinpulvern“ befüllte Gelatinekügelchen, die mit 50 Euro pro 100 Stück zu Buche schlagen. Ein szenebekanntes Institut für Edelsteintherapie führt gemahlene Steine gar im Teebeutel zum Aufbrühen im Sortiment.

Zu erwähnen sind an dieser Stelle auch zauberstabähnliche Geräte, an deren Spitze verschiedene Edelsteine aufgesteckt werden können; die Berührung mit solchem Edelstein- oder Kristallstab bringe „Ordnung in die Zellen des erkrankten Organismus“.

Auf ähnlicher Ebene bewegen sich die so genannten „Edelsteinstrahler“, simple Stabtaschenlampen, vor deren Glühbirne lichtdurchlässige Aquamarin-, Rosenquarz- oder Zirkonscheiben gesetzt werden können; mit dergestalt gewonnenem „Kristalllicht“ könnten Reflexzonen und Akupunkturpunkte heilwirksam „bestrahlt“ werden.

Von allenfalls dekorativem Wert sind auf ebendiese Punkte aufgeklebte „Kristall-Punktur-Tattoos“, winzige Kristall- bzw. Swarovskischeibchen, denen besondere Wirkkraft zugesprochen wird.

Für die behaupteten Effekte der Edelsteintherapie fehlt nicht nur jeder Beleg, diese selbst entbehrt jeder rationalen Grundlage. Oral eingenommene Edelsteinpulver werden einfach wieder ausgeschieden, ohne irgendeinen Effekt zu hinterlassen.

Ebenso unnütz wie die Edelsteintherapie ist die eng damit verwandte so genannte Metall- oder Aeneotherapie, bei der kleine Metallstücke oder Blechteile, von Aluminium bis Zinn, auf den Körper aufgelegt oder als Amulette um den Hals getragen werden; ganz zu schweigen von der Verabreichung analog zu den „Edelsteinelixieren" hergestellter „Metallelixiere": Wasser, in das für einige Zeit Silber eingelegt wurde, wirke gegen nervöse Übererregbarkeit, entsprechend fabriziertes „Goldwasser" erhöhe Lebensenergie und Immunkraft.

# 14. Familienaufstellung

Zu den Modeerscheinungen der Alternativheilerszene zählt die „Familienaufstellung nach Bert Hellinger", ein von Fachtherapeuten heftig kritisiertes, äußerst autoritäres Gruppenverfahren.

Ehedem Priester einer katholischen Ordensgemeinschaft in Südafrika bereist Hellinger (*1925) seit Anfang der 1990er die Lande, um in Großveranstaltungen von nicht selten mehreren hundert Teilnehmern seine selbstentwickelte Variante (vorgeblich) systemischer Therapie vorzuführen.

In der Tat hat Hellinger, der selbst über keine ernstzunehmende Qualifikation als Therapeut verfügt, aus dem hochdifferenzierten klinischen Kontext der Familientherapie Virginia Satirs eine zu Showzwecken verwertbare Einzeltechnik herausgebrochen – besagtes Familienstellen, das bei Satir allenfalls als diagnostisches Hilfsmittel dient – und diese, eingebunden in eine dezidiert esoterische und zugleich erzreaktionäre Weltanschauung, zu einem eigenständigen Therapieverfahren aufgebauscht. Eine Zulassung zur Ausübung der Heilkunde hat Hellinger nicht.

Das Weltbild Hellingers, aus dem sich die theoretische Grundlage seiner Methode herleitet, basiert auf folgender Überlegung: In jedem Sozialgefüge, jeder Familie also oder Sippe, wie er es gerne nennt, gebe es eine natürliche Ordnung, in die jedes Mitglied sich widerspruchslos einzufügen habe. So habe der Mann grundsätzlich Vorrang vor der Frau, das erstgeborene Kind Vorrang vor dem zweitgeborenen. Altvordere seien zu ehren, egal was sie getan oder nicht getan hätten und wie sie sich verhielten.

Werde gegen diese Ordnung verstoßen, etwa dadurch, dass eine Frau sich ihrem Manne gegenüber nicht botmäßig zeige, werde innerhalb des Systems ein Mitglied krank. Die Krankheit befalle dabei nicht notwendigerweise die Person, die sich ordnungswidrig verhalten habe, sondern einen beliebigen Symptomträger selbst späterer Generationen.

So könne etwa eine junge Frau deshalb an Brustkrebs erkrankt sein, weil ihre Urgroßmutter sich vor hundert Jahren – ungeachtet der Gründe – von ihrem Urgroßvater getrennt hatte. Sobald und nur wenn die rechte Ordnung wiederhergestellt würde, könne sie gesunden.

Diese Wiederherstellung der Ordnung erfolgt nach Hellinger über eine Aufstellung sämtlicher Beteiligter, auch der längst verstorbenen, durch Stellvertreter. In einer Therapiegruppe werden einzelne Teilnehmer gebeten, die zur Rede stehenden Familienmitglieder der ratsuchenden Person sowie diese selbst wie in einem Bühnenschauspiel darzustellen.

Sobald diesen Stellvertretern ihre jeweilige Rolle und Position zugewiesen sei – ein Teilnehmer spielt etwa die Rolle des Vaters, der nächste des Großvaters, ein dritter des Ur- beziehungsweise Ururgroßvaters etc. – träten sie in Kontakt zu einem höheren, wissenden Feld, einer Art Weltenseele. Dieses wissende Feld gebe ihnen authentischen Zugang zu den Gedanken und Gefühlen der von ihnen repräsentierten Personen.

Der Mitspieler also, der die Rolle etwa des im Beispiel angeführten Urgroßvaters übernimmt, bekomme dadurch, dass er auf eine bestimmte Position gestellt werde, genau die Eindrücke, Empfindungen und Erlebnisse, die der tatsächliche Urgroßvater gehabt habe – und als Toter immer noch habe.

Es könne sich herausstellen, dass der im Grabe liegende Urgroßvater immer noch böse sei auf die Urgroßmutter

(= Mitteilung des Stellvertreters), was sich wie ein Fluch über die Familie gelegt und letztlich zum Brustkrebs der Urenkelin geführt habe (= Interpretation des Therapeuten).

Der Aufstellungsleiter gruppiert die Stellvertreter so lange räumlich um, bis sie sich am „rechten Platz“, sprich: einander in Distanz, Blickrichtung und Augenhöhe „stimmig“ zugeordnet empfinden.

Stehen sie für nachrangige Personen, lässt er sie den Stellvertretern übergeordneter Personen gegenüber rituelle Sätze nachsprechen wie „Du bist groß und ich bin klein“ oder „Ich gebe Dir die Ehre“. Hellingers Denkwelt und Sprache sind durchzogen von religiösen Repressionsbegriffen wie Schuld, Demut, Sühne, Strafe, Fluch, von Niederknien, sich Verneigen, sich Einfügen.

Im genannten Beispiel könnte er die Stellvertreterin der Urgroßmutter anweisen, zu Füßen des Stellvertreters des Urgroßvaters auf die Knie zu gehen und diesem dadurch seine verloren gegangene Position zurückzugeben. Durch derlei Bühnenspektakel werde innerhalb des Systems die „rechte Ordnung“ wiederhergestellt: der böse Fluch löse sich, der Brustkrebs verschwinde.

In einer Weiterentwicklung der Aufstellungsarbeit, geeignet vor allem für Einzeltherapie, werden für die jeweiligen Familienmitglieder einfach Stühle, Kissen, Schuhe und dergleichen durch den Raum geschoben. Der Klient gewinne allein dadurch, dass er sich auf einen der Stühle setze oder das jeweilige Kissen oder den Schuh berühre, Zugang zur Erfahrungswelt der darin repräsentierten Personen und könne diese insofern selbst darstellen. Selbst auf dem Tisch könne eine Aufstellung gemacht werden, mit Playmobil- oder Halmafiguren etwa, aber auch mit Gläsern, Tellern, Tassen und dergleichen mehr.

Hellingers Methode des Familienaufstellens hat mit ernstzunehmender therapeutischer Arbeit nichts zu tun. Sämtliche seriösen Verbände des deutschsprachigen Raumes haben sich davon distanziert. Bei Lichte besehen stellt sie nichts anderes dar als eine von außen dirigierte Inszenierung mit projektiver Übernahme stereotyper beziehungsweise ad hoc konstruierter Rolleninhalte seitens der Stellvertreter sowie deren willkürlicher Interpretation seitens des Therapeuten, der immer genau das findet, was er gemäß weltanschaulicher Vorgabe zu finden beabsichtigt.

Die Annahme eines „wissenden Feldes“, aus dem sich irgendwelche Erkenntnisse herleiten sollen, basiert auf esoterischen Glaubensüberzeugungen. Ein „wissendes (oder morphogenetisches) Feld“, wie Hellinger und seine Anhänger sich das vorstellen, gibt es nicht.

Auch wenn Hellinger neuerdings eigene „Diplome“ verteilt, ist die Mehrzahl an „Familienaufstellern“ weder qualifiziert zur Ausübung von Heilkunde noch rechtlich dazu befugt.

Seit Hellinger seiner bedenklich rechtslastigen Positionen wegen zunehmend in Kritik geraten ist, haben viele seiner Schüler und Anhänger die Bezugnahme auf ihn fallengelassen. Im Einzelfalle wurden auch besonders eklatante Fehler in der therapeutischen Herangehensweise – etwa der Verzicht auf Nachsorge – korrigiert. Die prinzipielle Untauglichkeit des Verfahrens wird dadurch nicht aufgehoben.

# 15. Farbtherapie

In den heilkundlichen Überlieferungen nahezu jeder Kultur spielt „Farbmagie“ eine wichtige Rolle: In der Volksmedizin Chinas beispielsweise wurden Darmerkrankte mit gelber Farbe bestrichen, Epileptiker setzte man auf violette Teppiche, Scharlachkranke wurden in rote Tücher eingewickelt.

Die traditionelle indische Medizin des Ayurveda bedient sich heilkräftigen Wassers, das mit Hilfe von Sonnenlicht und farbigem Glas energetisch „aufgeladen“ wird. Auch im alten Ägypten sowie in Griechenland sollen ähnliche Praktiken bekannt gewesen sein, ausdrücklich ist in der abendländischen Heiltradition aber erstmalig bei dem römischen Schriftsteller Plinius Secundus (1. Jahrhundert u.Z.) die Rede von der Heilkraft der Farben.

Auch Goethe beschäftigte sich ausgiebig mit der heilsamen Wirkung von Farben. Sein 1810 erschienenes Buch *Die Farbenlehre* soll er für sein eigentliches Lebenswerk gehalten haben, weit bedeutungsvoller als seine gesamten literarischen Arbeiten.

Die moderne Farbtherapie geht im Wesentlichen auf die Arbeiten des Amerikaners Edwin D. Babitt zurück, der in seinem Werk *The Principles of Light and Colour* von 1878 die Heilkräfte einzelner Farben sowie praktische farbtherapeutische Behandlungsmöglichkeiten beschrieb. Farbtherapie war Anfang des 20. Jahrhunderts äußerst populär. 1912 veröffentlichte der Astrologe Oskar Ganser das Buch *Chromotherapie* (griech.: chroma = Farbe), in dem er seine

„iatromathematischen“ Erkenntnisse (griech.: iatrós = Arzt) über die Verbindung von Planeten und Tierkreiszeichen mit bestimmten Farben und damit korrespondierenden inneren Organen vorlegte. Mangels nachweisbarer Erfolge verlor die Farbtherapie ab den 1920er Jahren zunehmend an Bedeutung.

Mit dem Persönlichkeitstest des Schweizer Psychologen Max Lüscher (*1923) erlebte sie allerdings Anfang der 1950er Jahre eine ungeahnte Wiedergeburt. Im Gefolge dieses gerade auch bei Laien äußerst populären – gleichwohl zu ernsthaftem Erkenntnisgewinn völlig unbrauchbaren – Verfahrens (bei dem aus der Vorliebe des Patienten für bestimmte Farbkombinationen diagnostische Schlüsse gezogen werden) erschien Mitte der 1950er ein Übersichtsband *Heilkräfte der Farben*, der der Farbtherapie zu erneutem Ansehen verhalf.

1979 veröffentlichte der Heilpraktiker Heinz Schiegl ein umfängliches Lehrbuch zur „Colortherapie“, in dem er nicht nur detaillierte Anweisungen zur Selbstbehandlung mit Farblicht gab, sondern gleich ein Set an Farbfiltern zum Aufsatz auf die Nachttischlampe mitlieferte. Zudem stellte er professionelle Farbstrahlgeräte vor, beispielsweise das „Colortron I“ zur Ganzkörperbestrahlung: ein Apparat mit sechs Glühbirnen, denen verschiedenfarbige Filter vorgesetzt werden können.

Zur Behandlung wird der Patient einfach dem Farblicht ausgesetzt, mittels gebündelter Lichtkegel können aber auch einzelne Körperteile oder Akupunkturpunkte gezielt bestrahlt werden. Zu Beginn der Behandlung wird der Körper in der Regel in grünes Licht getaucht, die eigentliche Therapie erfolgt mit der Farbe, deren „Heileigenschaft“ der jeweils diagnostizierten Störung oder Erkrankung zugeordnet ist. Stoffwechselstörungen ließen sich etwa mit Rot behandeln, neurologische Probleme mit Blau, Immunschwäche mit Grün; bei Magen-, Galle- und Leberleiden sei Gelb, bei Tumorerkrankungen hingegen Rosa wirksam.

Bei anderen Autoren werden erwartungsgemäß ganz andere Farben empfohlen: Laut Heilpraktiker Adolfo Wagener etwa werde das Immunsystem nicht durch Grün sondern durch Orange gestärkt, das zudem Löcher in der Aura schließe und den Ätherkörper auflade; ratsam sei Orange insbesondere auch bei Virus-Infektionen, chronischem Rheuma und Gallenproblemen. Grün wirke gegen Krebs. Den Erkenntnissen des „SpectroChrom-Therapeuten“ Dinshah Ghadiali zufolge rege Orange die Drüsentätigkeit an, sei hilfreich bei Krämpfen jeder Art und wirke sich tonisierend auf das Lungengewebe aus. Farbtherapeut Peter Mandel hingegen empfiehlt Orange bei Anämie, Arteriosklerose und Herzinsuffizienz. Blau wirke gegen Impotenz und Frigidität, auch gegen Hämorrhoiden. „Zappelige Kinder“, so Mandel, „sollten unter Blaulicht ihre Schularbeiten machen“, es fördere „Stille, Schweigen und Zurückhaltung“.

Etwas weniger altmodisch als das „Colortron I“, dafür aber genauso unwirksam, kommt der so genannte „Promed Light Therapist“ daher: Das Farblicht wird hier über ein Set an Leuchtdioden erzeugt. Je nach Erkrankung und therapeutischer „Schule“ dauert die Farblichtbehandlung, auch als Eichotherm- oder Bioinformationstherapie bekannt, unterschiedlich lange: von fünf Minuten bis zu einer ganzen Stunde, täglich einmal oder mehrfach wiederholt, sieben, zehn oder dreißig Tage hintereinander, mit Abständen von ein paar Tagen, von Wochen oder Monaten.

Moderne Praxen bedienen sich bevorzugt des „Bioptron2“, eines knapp 3.000 Euro teueren mobilen Lichtstrahlers, dem verschiedene Farbfilter vorgeschaltet werden können. Häufig eingesetzt wird auch der von Heilpraktiker Mandel entwickelte „Perlux-Lichtgriffel“, ein batteriebetriebenes Gerät in Größe und Form eines Kugelschreibers, das sich, versehen mit verschiedenfarbigen Aufsteckspitzen, besonders zur farbtherapeutischen Behandlung von Akupunkturpunkten eigne.

Ein plausibles theoretisches Konzept für die Farbtherapie existiert nicht. Neben Bezugnahme auf chinesische oder ayurvedische Überlieferungen verweist man in deren Ermangelung gerne auf die Farbenlehren Goethes, Rudolf Steiners und insbesondere auf die erwähnten Arbeiten Max Lüschers.

Vor allem aber bemüht man die Theorien des Physikers Fritz-Albert Popp, der behauptet, der menschliche Körper sei von einem „Biophotonenfeld“ umgeben, das sämtliche organismischen Abläufe regle; mittels bestimmter Farbschwingungen sei es möglich, in dieses Kraftfeld Informationen zur Behebung etwaiger Funktionsstörungen des Organismus einzuschleusen.

In der Naturwissenschaft gilt Popps Biophotonen-Theorie längst als widerlegt, für die sonstigen Behauptungen in der einschlägigen Literatur, es sei die Haut in der Lage, Farbschwingungen aufzunehmen und deren Wirkung ins Innere des Körpers weiterzuleiten, fehlt jedweder Beleg.

# 16. Geist- und Wunderheilung / Reiki

Zu den berühmtesten Vorläufern der heutigen Wunderheiler zählt der Wiener Arzt Franz Anton Mesmer (1734-1815), der via Handauflegung „heilmagnetisches Fluidum" auf seine Patienten zu übertragen vorgab; daneben verabfolgte er „magnetisiertes" Wasser, das den Kranken besondere Heilkraft zukommen lassen sollte. An derlei Vorgehensweise hat sich bis heute nicht viel geändert: nach wie vor legt man der gläubigen Kundschaft die Hände auf und nach wie vor dreht man ihr wundersam aufgeladene Heilmittel und Schutzamulette an.

Lediglich in Nimbus und Auftreten unterscheiden sich die Wunderheiler voneinander: dienen sich die einen in bodenständiger Manier als Gesundbeter und Warzenbesprecher an, so andere in esoterischer Aufmachung als Hellseher, Magier, Schamanen oder Reiki-Therapeuten; nicht wenige kommen im Drapé „seriöser Wissenschaftlichkeit" daher.

Stets berufen sie sich auf übernatürliche oder kosmische Energien, die durch sie flössen beziehungsweise die sie in ihren Handflächen oder Fingerspitzen zu sammeln und als Heilkraft an andere weiterzugeben befähigt seien. Derlei Fähigkeit sei ihnen von höherer Warte zuteil geworden, oftmals in Form eines mystischen Widerfahrnisses; vielfach beziehen sie sich ausdrücklich auf das biblische Vorbild Jesu oder auf andere Religionsstifter.

Die Übertragung kosmischer Heilenergie könne nicht nur direkt sondern auch in Abwesenheit der Person durchgeführt werden, der sie zugedacht sei. Es bedürfe hierzu lediglich eines Photos oder eines Gegenstandes aus ihrem persönlichen Besitz; als besonders wirksam habe sich ein Blut- oder Speicheltropfen erwiesen.

Geistheilung, wie es in einem Standardwerk heißt, „ist die größte Gabe, die Gott einem Menschen verleihen kann". Tatsächlich ist sie allemal als Betrug – im Einzelfalle vielleicht auch als Selbstbetrug – zu werten: der Nachweis paranormaler Fähigkeiten und Kräfte konnte bislang in keinem einzigen Fall erbracht werden.

Hingegen wurden in einer Vielzahl an Verfahren Geist- und Wunderheiler rechtskräftig verurteilt, die in nachweislich betrügerischer Absicht mit übernatürlichen Heilkräften oder Wundermitteln hausieren gegangen waren. Beispielsweise verurteilte der Bundesgerichtshof einen Wunderheiler zu neun Monaten (auf Bewährung), der „Geistheilung auf astraler Ebene" angeboten hatte. Seine Tätigkeit hatte darin bestanden, dass er seine Hände faltete und ein Kreuzzeichen über der Stirn des Patienten machte. Nach eigenen Angaben hatte er damit monatlich „Spenden" in fünfstelliger Höhe eingenommen.

Auch gegen Vertreiber von Wunderheilmitteln liegen rechtskräftige Urteile vor. Ein Heiler, der unter dem Rubrum „Magisch-spirituelle Weismagie" auf Kundenfang gegangen war, hatte zu Phantasiepreisen völlig wertlose Amulette und Tinkturen verkauft. Das Gericht hielt dem Angeklagten vor, nicht nur Hoffnungen der hilfesuchenden Menschen enttäuscht zu haben – die Wundermittel sollten unter anderem von Nervenleiden, Sexualproblemen, Kurzsichtigkeit und Krebs befreien –, sondern durch „falsche Versprechungen neue, nicht erfüllbare Hoffnungen geweckt" zu haben. Es habe ihm bewusst sein müssen, mit welchem Ausmaß menschlichen Leids er es zu tun gehabt habe. Wegen gewerbsmäßigen Wuchers in Tateinheit mit

Betrug und unerlaubter Ausübung der Heilkunde wurde er zu einer Freiheitsstrafe von zwei Jahren verurteilt.

Die relativ hohe Zahl an Verurteilungen täuscht allerdings nicht darüber hinweg, dass die behördliche Ahndung von Wunderheilerei sehr zu wünschen übrig lässt. Zahllose Geistheiler, Astrologen, Kartenleger und Wahrsager können in einschlägigen Publikationen, über TV und Internet gänzlich ungehindert ihre zweifelhaften Dienste andienen, Konsumentenschutz existiert praktisch nicht.

Die Gefahr von Wunderheilerei besteht in erster Linie darin, dass Kranke im Vertrauen und in Hoffnung auf die angepriesene „höhere Heilung“ notwendige diagnostische und therapeutische Maßnahmen versäumen oder ablehnen.

Ein möglicher Placeboeffekt tritt hierhinter zurück, zumal sich gezeigt hat, dass dieser mit dem allemal höheren Risiko eines Noceboeffekts einhergeht: erlebt der Gläubige keine Besserung seiner Beschwerden, können diese sich durch das Zusammenbrechen der oftmals als „Griff nach dem letzten Strohhalm“ apostrophierten Hoffnung darauf weiter verschärfen. Patienten laufen Gefahr, sich völlig „aufzugeben“, wenn, so die subjektive Sicht, nicht einmal die Kräfte des Wunderheilers Hilfe bringen konnten.

## Reiki

Mit Abstand am weitesten verbreitet ist die Geistheilmethode des Reiki, die einem japanischen Mönch namens Mikao Usui, Lehrer an einer christlichen Klosterschule in Kyoto, im Jahre 1922 in einer Vision offenbart worden sein soll. Nach wochenlangem Fasten sei ihm jene „göttliche Energie“ zuteil geworden, mit der auch Jesus geheilt habe.

Reiki kann angeblich weder gelehrt noch gelernt, sondern nur von einem Meister an einen Schüler weitergegeben werden. In einem Wochenend-Seminar zum Reiki-Grad I (Kosten: bis zu 250 Euro) wird mittels verschiedener Einweihungsrituale der Schüler für die Aufnahme „kosmischer Energie“ geöffnet: diese sei ab diesem Zeitpunkt ständig und unbegrenzt verfügbar, was den Schüler befähige, nun selbst heilend seine Hände aufzulegen.

In einem Handbuch der Szene sind exakt 385 Störungen beschrieben – von Asthma und Herpes hin zu Tuberkulose und Typhus –, die mittels Reiki behandelt werden können. Auch erkrankten Tieren und Pflanzen helfe das Handauflegen und sogar „bei nicht anspringenden Autos“ funktioniere die kosmische Energiezufuhr.

Durch eine ebenfalls an einem Wochenende verabfolgte Einweihung in Grad II (bis zu 700 Euro) werden die „Energiekanäle“ weiter geöffnet, nötig zur Behandlung von AIDS oder Krebs. Grad II befähige überdies zu Fernbehandlung. In Grad III (bis zu 10.000 Euro) kann der Schüler sich selbst zum Meister weihen lassen mit der Befugnis, seinerseits Grad I und II zu verleihen.

Das Reiki-Handauflegen wird an zwölf bis zwanzig Stellen des Körpers für je einige Minuten durchgeführt. Die angeblich durch den Eingeweihten als „Kanal“ hindurchfließende „Heilenergie“ soll dergestalt auf den Patienten übertragen werden. Die Kosten liegen bei bis zu 65 Euro pro Behandlung.

Einen Wirkbeleg gibt es ebensowenig wie eine seriöse Dokumentation der angeblichen Heilerfolge. Die möglicherweise wohltuende Wirkung des Reiki beruht ausschließlich auf der gläubigen Erwartungshaltung der Klienten: außer einem eventuellen Placebo-Effekt hat Reiki keinerlei therapeutischen Nutzen.

Handauflegen zur Übertragung „universeller Lebenskraft“ ist unter einer Vielzahl an Bezeichnungen bekannt, als „Therapeutic Touch“ (TT), „Energy-Transfer-Therapy“ (ETT), „Energie-Punkt-Arbeit“ (EPA) oder als „Spiritual Human Yoga“ (SHY). Auch das so genannte „Pranaheilen“ des chinesischen Wunderheilers Choa Kok Sui ist nichts anderes als gebetsbegleitetes Handauflegen.

# 17. Homöopathie

Begründet vor rund zweihundert Jahren von dem sächsischen Arzt und Okkultisten Samuel Hahnemann (1755-1843), hat die Homöopathie sich bis heute praktisch nicht verändert oder weiterentwickelt. Grundlegend für die Lehre Hahnemanns ist das so genannte Simile-Prinzip: „Ähnliches möge mit Ähnlichem geheilt werden". Danach sei das passende Heilmittel für ein bestimmtes Leiden dasjenige, das, verabfolgt in höherer Dosis, bei einem gesunden Menschen die Symptome ebendieses Leidens erzeuge.

Hahnemann war im Jahre 1790 durch einen zufälligen Selbstversuch auf dieses Prinzip gestoßen: er hatte festgestellt, dass die Einnahme von Chinarinde, wie sie aus der Behandlung von Malaria bekannt war, bei ihm scheinbar zu malariaartigen Fieberzuständen führte. In der Folge erprobte er an sich selbst und an seinen Familienmitgliedern die Wirkung verschiedenster Pflanzen und Mineralien, die er in hohen Dosen solange verabreichte, bis irgendwelche Symptome auftraten.

In hochverdünnter Form, so seine Idee, sollten die verabreichten Stoffe als Heilmittel gegen Krankheiten wirken, die mit ebensolchen Symptomen einhergingen. Auch heute noch werden Homöopathika über derartige „Arzneimittelprüfung am Gesunden" getestet.

Das Simile-Prinzip wird durch keinerlei naturwissenschaftliche oder medizinische Erkenntnis unterstützt. Tatsächlich gilt die Idee längst als widerlegt.

Schon Hahnemann selbst war mit seinem Chinarinden-Experiment einem Irrtum aufgesessen: Chinin, der Wirkstoff der Chinarinde, ruft keineswegs Fieber hervor, sondern, ganz im Gegenteil, senkt die Körpertemperatur. Hahnemann hatte offenbar eine seltene allergische Reaktion erlebt, die ihn zu seinem Trugschluss verleitete.

Für das Auffinden geeigneter Therapeutika ist die Simile-Regel völlig unbrauchbar: Beispielsweise können Eisenpräparate zwar eine Eisenmangel-Anämie beseitigen, rufen aber in höherer Dosis keine Anämie hervor. Dagegen kann Blei eine Anämie hervorrufen, ohne zur Therapie geeignet zu sein.

Über 20.000 homöopathische Präparate und Kombipräparate unterschiedlichster Dosierungsgrade sind heute verfüglich, die über dutzende verschiedener und einander vielfach widersprechender Symptom-Nachschlagewerke den Beschwerden des einzelnen Patienten zugeordnet werden können.

Die Herstellung der Homöopathika unterliegt strengsten rituellen Vorschriften. Als Rohmaterialien werden Teile von Tieren, Pflanzen und Mineralien verwendet, aus denen in unterschiedlichster Konzentration so genannte „Ursubstanzen" gewonnen werden. Etwa 1700 verschiedene Rohmaterialien sind heute in Gebrauch – mithin gehäckselte Hoden eines jungen Stieres (*Testes juvenis bovis*), Bindehaut des Schweineauges (*Mucosa oculi suis*), zerdrückte Honigbienen (*Apis mellifera*) oder auch Schleim einer mexikanischen Erdkröte (*Buvo alvarius*) –, verbindlich festgelegt in der offiziellen Arzneimittelliste der Homöopathie, der so genannten *Materia Medica*. Rohmaterialien wie getrocknete Bettwanzen, faules Rindfleisch oder Tränen einer Jungfrau finden sich nur noch in älteren Ausgaben verzeichnet, inzwischen hat man die allergroteskesten Auswüchse herausediert.

Auch aus pathologisch veränderten, abgestorbenen oder bereits in Verwesung übergegangenen Gewebeteilen werden homöopathische Präparate hergestellt, desgleichen aus Eiter, Nasenschleim und jedweden sonstigen Sekreten oder Exkreten des tierischen und menschlichen Körpers; selbst Mikroben, Bakterien und Viren dienen als Ausgangsmaterial. Derlei aus „Gift-, Schad- und Krankheitsstoffen" gefertigte Präparate werden als „Nosoden" bezeichnet.

Die Ursubstanzen werden nun schrittweise verdünnt (= potenziert), entweder im Verhältnis 1:10 (D = Dezimalsystem) oder im Verhältnis 1:100 (C = Centesimalsystem). Gelegentlich werden auch Verdünnungen im Verhältnis 1:50.000 (Q = Quinquagintamillesimalsystem, auch als LM-System bezeichnet) hergestellt. Das Procedere folgt strengstem, nachgerade kultischem Ritual:

Für eine D1-Verdünnung wird ein Teil Ursubstanz mit neun Teilen eines Gemisches aus 2/3 Mineralpulver und 1/3 Milchzucker versetzt und in einem Mörser 6-7 Minuten lang verrieben, dann 3-4 Minuten gescharrt, erneut 6-7 Minuten verrieben und nocheinmal 3-4 Minuten gescharrt. Für eine D2-Verdünnung wird ein Teil dieses Gemisches abgenommen, mit neun Teilen Milchzucker versetzt und erneut in der beschriebenen Manier gerieben und gescharrt. Für eine D3-Verdünnung wird der D2-Schritt wiederholt.

Für eine D4-Verdünnung wird ein Teil des D3-Gemisches in ein Glasbehältnis gefüllt, mit neun Teilen eines Wasser-Alkoholgemisches (meist Weingeist) versetzt und – ab diesem Schritt wichtigster Teil der Prozedur – exakt zehnmal kräftig geschüttelt (d. h. auf ein Lederkissen „in Richtung Erdmitte" geschlagen). Zur Herstellung einer D5-Verdünnung wird ein Teil der D4-Lösung abgenommen, mit neun Teilen Wasser/Alkohol versetzt und erneut zehnmal geschüttelt.

Mit der D5-Lösung (beziehungsweise jeder folgenden und in gleicher Weise vorgenommenen Verdünnung) werden nun – in willkürlicher Menge – kleine Milch- oder Rohrzuckerkügelchen (Globuli) besprüht, die nach dem

Trocknen das fertige homöopathische Arzneimittel darstellen.

Das Verdünnen in Centesimalpotenzen erfolgt analog in Hunderterschritten: Für C1 wird ein Teil Ursubstanz mit 99 Teilen Lösungsmittel verrieben oder verschüttelt, C6 bedeutet folglich ein Teil Ursubstanz in einer Billion Teilen Lösungsmittel. Bei Q- beziehungsweise LM-Potenzen, bei denen die Verdünnung in Schritten von 1:50.000 vorgenommen wird, bedeutet bereits der Schritt nach Q4 ein Verhältnis von einem Teil Ursubstanz zu exakt 6,25 Quintillionen Teilen Lösungsmittel.

Nach homöopathischer Vorstellung verstärke sich die Wirkung des Mittels, je höher es potenziert sei, das heißt: je weniger Wirkstoff es enthält. Der Begriff „Potenzieren“ ist insofern höchst irreführend: er bedeutet nichts anderes als eine Verdünnung des Wirkstoffes.

D6 entspricht etwa dem Verhältnis von zwei (Pipetten-) Tropfen Ursubstanz auf eine gefüllte Badewanne, D12 einem Tropfen auf das gesamte Wasser des Bodensees. Löste man eine Tablette Aspirin im Atlantik auf, hätte dieser eine Aspirin-Potenz von D20. Ab einer D23 Verdünnung (1 : 10 hoch 23), dem Überschreiten der so genannten Avogardo- oder Loschmidt-Konstante, ist rein rechnerisch kein einziges Molekül der Ursubstanz mehr in der Lösung vorhanden.

D31 entspricht dem Verhältnis von einem Tropfen zur Masse der Erde, D47 zu der des Sonnensystems und D100 des gesamten Universums. Die Potenz D120 bedeutet die Verteilung eines Tropfens Urtinktur auf die Masse von 100 Trillionen Universen. Desungeachtet operieren Hochpotenzler mit Verdünnungen von D1000 und darüber. Selbst von Potenzen C1500 bis hin zu C1000000 ist die Rede, an denen allerdings ihrer „ungeheueren Wirkkraft“ wegen der Patient nur kurz riechen dürfe.

Lässt sich die Wirkung von Tiefpotenzen bis D6 noch mit einem, wenngleich stark verdünnten, so doch nachweisbaren Inhaltsstoff begründen, so fehlt für die vorgebliche Wirksamkeit von Hochpotenzen, in denen kein einziges Molekül davon mehr enthalten ist, jede plausible Erklärung.

Die von Homöopathen favorisierte „Imprint-Theorie“, derzufolge durch das intensive Reiben, Scharren und Schütteln der Lösung Energie zugeführt werde, durch die dieser die „Information“ der Ausgangssubstanz „eingeprägt“ oder „aufgestempelt“ werde, entbehrt jeder tragfähigen Grundlage; desgleichen der Versuch, eine Art verallgemeinerter Quantentheorie als Erklärungsansatz ins Spiel zu bringen, derzufolge die Wirkung homöopathischer Präparate auf der „Teleportation von Quantenzuständen“ beruhe. (Derlei Bezugnahme auf die Quantentheorie dient ausschließlich dem Zweck, das physikalisch unsinnige Konzept der Homöopathie gegen Kritik zu immunisieren: Wenn die quantenphysikalische Forschung zu Ergebnissen kommt, die der Lehrbuchphysik zuwiderlaufen, könnte, so das daraus hergeleitete Argument, prinzipiell auch die Homöopathie sich in einem Raum bewegen, der von dieser nicht mehr erfasst werde. Einen ernstzunehmenden Hinweis, dass dies so sein könnte, gibt es nicht.)

Ohne jede Grundlage ist auch die Vorstellung, mit jedem Potenzierungsschritt (das heißt mit jeder vorgenommenen Verdünnung) würde die Wirkung der Lösung beziehungsweise des jeweiligen Präparates sich „dynamisieren“, sprich: verstärken. Falls dem so wäre, müssten sich bei der Verdünnung mit Wasser auch die in diesem enthaltenen Bestandteile wie Natrium, Kalzium oder Eisen mitverstärken. Vielen Homöopathika liegen 35%ige Alkohollösungen als Ursubstanz zugrunde; konsequenterweise müsste sich auch die Wirkung des Alkohols beim Verschütteln steigern, was aber nicht der Fall ist.

Es gibt keine einleuchtende Erklärung, weshalb ein verdünnter oder überhaupt nicht mehr vorhandener Stoff irgendeine Wirkung haben soll, während die im Lösungsmittel selbst vorhandenen Stoffe unwirksam bleiben. Unerklärbar bleibt auch, weshalb eine verschwindend winzige Dosis einer Substanz als Heilmittel wirken soll, während man täglich ein Vielfaches davon über die Nahrung aufnimmt.

Homöopathika, jedenfalls solche in höheren Potenzen (über D12), haben keinerlei nachweisbare Wirkung. Keine der von Homöopathen bislang vorgelegten Studien konnte überzeugen. Am wenigsten die von den Medien hochgelobte „Linde-Studie“ von 1997, die über eine Meta-Analyse von 89 placebo-kontrollierten klinischen Prüfungen homöopathischer Arzneimittel einen unumstößlichen Beleg für die Lehre Hahnemanns erbracht haben wollte. Die Studie ist längst widerlegt: Keine der ohnehin nur in einem Drittel der Fälle positiven Wirksamkeitsüberprüfungen konnte anderweitig reproduziert werden. Auch von den zahllos angestellten Experimenten mit Polarographen und Ultraspektographen, von den Untersuchungen zu Teilchengrößen, elektrischer Leitfähigkeit, Photonenemission oder nuklear-magnetischer Resonanz ist nichts übrig geblieben. Ebensowenig von den so genannten „Wassergedächtnis“-Experimenten des schweizerischen Chemikers Louis Rey, die nicht doppelblind durchgeführt worden waren und insofern wissenschaftlich wertlos sind.

Letztlich erwies sich auch die so genannte „Leipziger Studie“ von 2003, die die Wirkung eines D100-Präparates nachgewiesen haben wollte – noch bevor die Studie überprüft und bewertet worden war, hatte sie bereits einen hochdotierten Gemeinschaftspreis zweier internationaler Homöopathenverbände erhalten – als nicht haltbar: Zwei Jahre später mussten die Leipziger Forscher erhebliche Fehler in ihrer Versuchsanordnung einräumen, sie sahen sich insofern genötigt, den Preis zurückgeben. In einer Ende 2007 publizierten Zusammenschau von fünf Meta-Analysen (Goldacre-Studie), die eine große Bandbreite an Einsatzgebieten abdeckte, konnte keinerlei überplaceboider Wert homöopathischer Mittel entdeckt werden.

Im Übrigen zählt die Homöopathie nach dem Arzneimittelgesetz von 1976 zu den so genannten „besonderen Therapierichtungen“, deren Heilmittel nicht den strengen Prüfungsanforderungen unterliegen, die an reguläre Arzneimittel gestellt werden: Ihre behauptete Wirkung muss insofern nicht anhand der wissenschaftlichen Kriterien nachgewiesen werden, die Maßstab der Zulassung jedes anderen Medikaments sind. Eine klinisch-kontrollierte Arzneimittelprüfung außerhalb des homöopathischen Binnenkontexts findet nicht statt.

Überzeugte Homöopathen wehren Kritik seit je und und im kategorischen Verweis auf die zahlreich dokumentierten Heilerfolge ihrer Methode bei Erkrankungen jeder Art ab. Diese Erfolge begründen sich allerdings nicht in irgendwelchen Heilkräften der eingesetzten Präparate, vielmehr sind sie durchwegs psychotroper Natur: Sie bedingen sich in den ausgezeichneten Placeboeffekten, die mit einer homöopathischen – sprich: scheinmedikamentösen – Behandlung zu erzielen sind.

Ansonsten beruht der „Erfolg“ der Homöopathie vielfach darauf, dass eine große Zahl krankhafter Störungen, beispielsweise Erkältungen, Verdauungsprobleme, Ermüdungs- und Erschöpfungszustände durch Schonung, einfache Hausmittel oder ganz ohne jede Behandlung wieder verschwinden. Patienten mit solchen Leiden suchen häufig „alternative“ Heiler auf, die dann, ebenso wie sie selbst, natürliche oder spontane Heilungsverläufe oder auch zyklische Besserungen als Ergebnis der jeweiligen „Behandlung“ interpretieren.

Da die Homöopathie einen Heilerfolg stets nur „langfristig“ in Aussicht stellt, kann eine „irgendwann“ eintretende Besserung allemal der jeweiligen Behandlung zugeschrieben werden, auch wenn diese mit dem Krankheits- beziehungsweise Heilungsverlauf gar nichts zu tun hat.

Sollte im Übrigen eine Behandlung partout nicht anschlagen beziehungsweise ein Heilerfolg bei bestem Willen nicht zu konstruieren sein, greift die Autoimmunisierung der Homöopathie gegen jede Form kritischer (Selbst-)Reflexion: Es habe der Patient dann eben keine „Regulationspotentiale" mehr zur Verfügung, sein Organismus sei durch so genannte „Miasmen" (griech. = Befleckungen), das heißt: vererbte oder durch frühere schulmedizinisch-pharmazeutische Behandlungen (Antibiotika, Impfstoffe etc.) verursachte Schädigungen, so sehr geschwächt oder blockiert, dass die homöopathische Therapie nicht mehr greifen könne.

Selbst für Zustandsverschlechterungen ist vorgebaut: diese seien untrügerisches Zeichen dafür, dass die Behandlung wirke; tritt nach der so genannten „Erstverschlimmerung" keine Besserung ein, werden zirkelschlüssig wieder besagte „Miasmen" herangezogen, von denen „in unserem Kulturkreis" grundsätzlich jeder Organismus belastet sei.

Homöopathie wird nicht wirksamer dadurch, dass sie vielfach auch in ärztlichen Praxen anzutreffen ist und die Präparate über die Apotheke verkauft werden.

# 18. Kinesiologie

Im Zentrum der „Angewandten Kinesiologie“ (griech.: kínesis = Bewegung) steht der so genannte „Muskeltest“, entwickelt in den 1960ern von dem amerikanischen Chiropraktiker George Goodheart: Der Therapeut fordert den Klienten auf, einen Arm im rechten Winkel zur Seite zu halten, legt dann seine Hand auf dessen Handgelenk und versucht, den Arm gegen den Widerstand des Klienten nach unten zu drücken.

Normalerweise kann dieser dem Druck ohne weiteres standhalten, der Arm bleibt im Schultergelenk „eingerastet“. Halte der Klient nun in der anderen Hand einen „Stressor“ – ein giftiges Nahrungsmittel (z. B. Zucker) oder ein ungeeignetes Medikament –, so lasse sich der Testarm leicht nach unten drücken. Der „Stressor“ blockiere die durch den Körper fließende Energie, sämtliche Muskeln – der Test wird nur aus Gründen der Praktikabilität am Oberarm durchgeführt – würden schlagartig geschwächt.

Krankheiten jeder Art könnten auf diese Weise „blitzschnell“ diagnostiziert werden: der Klient legt seine Hand auf einen möglichen Problembereich seines Körpers und lässt den Armtest an sich vornehmen; bei tatsächlicher Störung erweise sich der Muskel sofort als „schwach“.

Allein der Gedanke an ein möglicherweise erkranktes Organ schwäche den Testmuskel, sofern dieses in der Tat erkrankt sei. Der Therapeut befragt hierzu den Klienten detailliert nach seinem körperlichen Gesundheitszustand und führt zugleich den Muskeltest durch: ein geschwächter

Muskel signalisiere allemal ein Problem im fraglichen Bereich, denn: „Der Körper lügt nie“.

Der Muskeltest – über einen Bestseller des australischen Goodheart-Schülers John Diamond (*Your Body Doesn't Lie*) Anfang der 1980er zu weltweiter Popularität geführt (und insofern auch als „Diamond-Methode“ bekannt) – wird von zahllosen Alternativheilern zur Diagnose sowie zur Indikationsstellung bestimmter Medikamente oder Heilverfahren eingesetzt.

Zur Findung eines geeigneten (vorzugsweise homöopathischen) Medikaments, eines Aura-Soma-Öls, Bach-Blütenmittels, Heiledelsteins und dergleichen, nimmt der Klient ein Fläschchen beziehungsweise einen Stein nach dem anderen in die Hand und lässt den Muskeltest ausführen: das Mittel, bei dem der Arm in der Schulter „eingerastet“ bleibt, erweise sich ebendadurch als geeignet.

Von kinesiologischer Diagnostik, wie die *Stiftung Warentest* schreibt, ist entschieden abzuraten: sie trägt das Risiko in sich, dass Gesunde für krank und Kranke für gesund erklärt werden, dass unnötige Medikamente eingenommen, aber notwendige und wirksame Behandlungen versäumt werden. Es gibt keinerlei Hinweis auf eine diagnostische oder sonstige Tauglichkeit des Muskeltests, dessen Ergebnisse, wie unabhängige Studien zeigten, sich in erster Linie durch die suggestive Einwirkung des Heilers auf den Klienten bedingen.

Insofern ist auch das szeneübliche Vorgehen, die „Effizienz“ alternativtherapeutischer Verfahren oder Heilmittel über kinesiologische Vorher-Nachher-Muskeltests zu „belegen“, reine Augenwischerei und ebenso unbrauchbar wie all die sonstigen – meist zirkelschlüssig aufeinander verweisenden – „Belege“ via Kirlianphotographie, Radiästhesie oder Elektroakupunkturelle Hautwiderstandsmessung nach Voll und dergleichen.

Ein weiterer Goodheart-Schüler namens John Thie stellte Anfang der 1970er ein kinesiologisches Therapieprogramm vor, das unter dem Namen „Touch for Health“ (Gesund durch Berührung) energetische Blockaden im Körper aufzulösen vorgibt, die, bedingt durch eine Vielzahl bewusster und unbewusster „Stressoren“, Ursache sämtlicher körperlicher und seelischer Probleme seien. Als Stressor gilt der Kinesiologie jeder störende oder schädigende Einfluss – messbar durch den Muskeltest –, unabhängig davon, ob der Betroffene ihn überhaupt wahrnimmt und/oder tatsächlich als solchen empfindet.

Die „Touch for Health“-Behandlung basiert auf der Traditionellen Chinesischen Medizin: In einfachster Manier werden bestimmte Punkte mittels einer Art Akupressurmassage, ähnlich dem Shiatsu, gedrückt. Die entsprechenden Punkte sind eigenen Nachschlagewerken zu entnehmen. Das Verfahren sei angezeigt mithin bei Allergien, Ängsten, Asthma, Depressionen, Essproblemen, Migräne, Neurodermitis, Selbstwertproblemen, Suchtverhalten, Schlafstörungen, Unpünktlichkeit und Lebenskrisen jeder Art.

Zur Therapie beispielsweise von Verdauungsproblemen sei der erste Punkt des Milzmeridians, gelegen auf der Innenseite des großen Zehs, kräftig zu drücken. Einen Wirkbeleg für die „Touch-for-Health“-Druckpunktmassage gibt es nicht.

Der Amerikaner Paul E. Dennison erweiterte die kinesiologische Angebotspalette um die so genannte „Edu-Kinestetik“, ein Set simpler Gymnastikübungen (z. B. „Schwingen mit dem Oberkörper“ oder „Mit den Armen eine liegende 8 in die Luft malen“), die, verbunden mit so genannten „Brain-Gym“-Übungen, eine „Verbindung der beiden Gehirnhälften“ herzustellen und damit eine Vielzahl an Störungen zu beheben in der Lage seien.

Mit Brain-Gym-Übungen der folgenden Art sollen „Lernblockaden“ und „legasthenische Störungen“ aufgelöst werden:

„1. mit je zwei Fingern den Rand des Schambeins und mit weiteren zwei Fingern die Unterlippe für 30 Sekunden halten. Dies hilft, besser geerdet zu sein, hält den Körper entspannt und den Geist wach. Es ermöglicht, nach unten zu sehen, ohne dass die Augenenergien abschalten ('Erdknöpfe', Zentralmeridian). 2. mit zwei Fingern das Steißbein und mit zwei weiteren Fingern die Oberlippe für 30 Sekunden halten. Dies verhilft zu einer besseren Raumorientierung und hält dich offen für Informationen von außen ('Raumknöpfe', Gouverneursmeridian). 3. dehne und ziehe die Ohren sanft von innen nach außen und von oben nach unten. So kannst Du besser zuhören ('Denkmütze')."

Mit „Edu-Kinestetik" und „Brain-Gym" macht Kinesiologie sich seit Jahren im lukrativen Nachhilfe- und Lernförderungsmarkt breit, unzählige Lehrer und Heilpraktiker bieten derlei „Lernhilfe" an. Eine ernstzunehmende therapeutische Qualifikation haben diese Praktiker in der Regel nicht.

Die der Edu-Kinestetik innewohnende Suggestion, mit ein paar „mechanisch" vorzunehmenden Korrekturen – Herumdrücken an irgendwelchen „Knöpfen" – ließen sich ernsthafte Probleme beheben, ist absurd: Die Ursachen der jeweiligen Probleme bleiben völlig unbeachtet und wirken entsprechend fort. Der *Berufsverband Deutscher Psychologinnen und Psychologen* (BDP) warnt, kinesiologische Verfahren seien nicht nur unnütz und teuer, sondern auch schädlich, wenn damit wertvolle Zeit für wirkliche Hilfe vertan werde.

# 19. Neuraltherapie

Die Neuraltherapie, gelegentlich auch als Heilanästhesie bezeichnet, geht auf die Ärzte Walter und Ferdinand Huneke zurück, die ab Mitte der 1920er zahllose Experimente mit dem Betäubungsmittel Procain, einem synthetisch hergestellten Kokain-Derivat, durchgeführt hatten. Sie gilt als eines der bekanntesten Alternativ- bzw. Naturheilverfahren überhaupt.

Ausgehend von der Idee, dass bestimmte Krankheitsbilder ihre Ursache in fern vom jeweiligen Symptom liegenden und ansonsten klinisch meist unauffälligen „Störfeldern“ hätten – in alten Verletzungen, Brüchen, Narben oder chronischen Entzündungsherden –, suchten Huneke und Huneke mittels lokaler Injektionen von Procain in ebendiese Felder deren Störimpulse auszuschalten und dadurch eine Heilung der an anderer Stelle aufgetretenen Erkrankung einzuleiten.

Huneke und Huneke formulierten insofern drei Grundsätze: 1. Jede Erkrankung kann störfeldbedingt sein. 2. Jede Erkrankung oder Verletzung kann ein Störfeld hinterlassen. 3. Jede Störfelderkrankung ist ausschließlich durch die Ausschaltung des Störfeldes heilbar.

Das Auffinden des eine manifeste Erkrankung (vermeintlich) verursachenden Störfeldes geht über eine Art *trial-and-error*-Verfahren vonstatten: es wird solange an in Frage kommenden Störfeldern herumgequaddelt – der *terminus technicus* für mehrfaches Einspritzen eines Betäubungsmittels in ein begrenztes Hautareal ist in der Tat

„quaddeln" –, bis der gewünschte Erfolg eintritt. Tritt solcher nicht ein und kann auch bei bestem Willen nicht herbeikonstruiert werden, sei die Krankheit, so die selbstimmunisierende Denkschleife der Hunekes, eben nicht störfeldbedingt.

Berühmt wurde die Neuraltherapie Anfang der 1940er durch die Entdeckung des so genannten „Sekundenphänomens", einer (vermeintlich) schlagartigen Heilung ansonsten therapieresistenter Erkrankungen durch Quaddelung der (vermeintlich) jeweils verursachenden Störfelder.

Laut Walter Huneke sei sein Bruder Ferdinand auf das Phänomen durch die unerwartete Heilung einer schweren Schulterperiarthritis gestoßen, die sich bei einer Patientin unmittelbar nach Quaddelung über dem Operationsgebiet einer alten Unterschenkelosteomyelitis (= bakterielle Knochenhautentzündung) eingestellt habe.

Neuraltherapeuten sind stets auf der Suche nach diesem „Sekundenphänomen" – zumindest in Gestalt plötzlicher Schmerz- und/oder wenigstens 24-stündiger Symptomfreiheit –, dessen Auftreten die erfolgreiche Definition und zugleich Ausschaltung des Störfeldes bestätige.

Die Einsatzmöglichkeiten der Neuraltherapie sind breit gefächert: sie reichen von Arteriosklerose, Blasenerkrankungen und Gehirnerschütterung über Haarausfall, Krampfadern, Leber- und Nierenleiden hin zu Vaginitis (= Scheidenkrampf), Wirbelsäulenschäden und Zwölffingerdarmgeschwüren.

Es scheint prinzipiell keine Krankheit oder Funktionsstörung zu geben, die, so die Anhänger des Huneke-Verfahrens, nicht mit diesem zu beheben oder zumindest zu lindern sei. Ernstzunehmende Wirkbelege gibt es allerdings bis heute nicht, ebensowenig Belege für die Existenz irgendwelcher „Störfelder" im Sinne der Hunekes oder des so genannten „Sekundenphänomens".

Hingegen ist der neuraltherapeutische Einsatz von Lokalanästhetika – egal ob nun Procain verwendet wird oder ein anderer Wirkstoff (wie etwa das sehr rasch wirkende Betäubungsmittel Prilocain) – keineswegs ungefährlich. Es wurde beobachtet, dass durch das beim Quaddeln übliche mehrfache Einstechen mit ein und derselben Nadel – es wird bei jedem Einstich nur eine geringe Menge Wirkstoff aus dem Spritzenkolben abgegeben – auf der Hautoberfläche lebende Keime in tiefere Schichten verschleppt wurden und dort Abszesse bildeten; an den Einstichstellen selbst kam es häufig zu eitrigen Entzündungen.

Mehrfach führten Injektionen von Neuraltherapeutika entlang der Wirbelsäule zu Nervenwurzelschädigungen. Immer wieder wurde und wird auch von schweren Zwischenfällen berichtet, von Sehstörungen, Kreislaufzusammenbrüchen, Atem- und Herzstillständen; nicht selten auch von tödlich verlaufenden Komplikationen.

Trotz des eklatanten Mangels an Wirkbelegen und der massiven Risiken hat die Neuraltherapie nach Huneke und Huneke bei alternativ angehauchten Allgemeinmedizinern und Orthopäden bis heute weitgehend unbeschadet überlebt; desgleichen in Kurkliniken und vor allem bei Heilpraktikern.

Schmerzende beziehungsweise auf Druck mit Schmerz reagierende Stellen (lat. = *loci dolendi*) werden direkt subkutan gequaddelt. Neuraltherapeuten scheuen sich in der Regel aber auch nicht, sofern sie „Störfelder" wähnen oder Schmerzgeschehen entdeckt zu haben glauben, direkt in verspannte Muskeln zu stechen, in Sehnen, Gelenke, sogar direkt in den Wirbelkanal. Im Einzelfall wird ohne Sichtkontrolle zentimetertief in die Magengrube gestochen, in den Bauchraum an die Eierstöcke heran, in die Prostata, in den Nabel, in die Schilddrüse; gerne auch in vermeintliche Akupunkturpunkte oder Meridianverläufe, wie sie aus der Traditionellen Chinesischen Medizin bekannt sind.

Gelegentlich werden zum Quaddeln auch nicht-anästhetische Wirkstoffe verwendet (vor allem von Heilpraktikern, denen der Einsatz von Betäubungsmitteln nicht gestattet ist): Bach-Blütentropfen, homöopathisch aufbereitete Flüssigpräparate, vorgeblich energetisiertes Wasser, Eigenblut oder auch Eigenharn. Das Quaddel-Verfahren bleibt indes gleichermaßen unbrauchbar und das Risiko reduziert sich nur unwesentlich, wenn statt eines Betäubungsmittels der eigene Urin injiziert wird.

# 20. Phytotherapie

Phytotherapie stellt, zumindest im deutschsprachigen Raum, das Naturheilverfahren schlechthin dar. Fast 80 Prozent der Bevölkerung, so das Ergebnis einer aktuellen Umfrage, messen der Heilbehandlung (griech.: therapeía) mit aus dem Pflanzenreich (griech.: tà phytá) gewonnen Stoffen größten Wert zu. Vor allem in der Vorbeugung aber auch zur Therapie beziehungsweise Begleittherapie von Atemwegskrankheiten und Verdauungsproblemen halten sie Pflanzenpräparate für ausgesprochen hilfreich.

In der Tat gilt bei einer ganzen Reihe der teils schon im Altertum als solche bekannten Arzneipflanzen eine Wirkung als nachgewiesen; im Einzelfall nicht unbedingt die traditionell behauptete, aber immerhin: Die heutige Naturapotheke umfasst etwa vierhundert Arzneipflanzen, sprich: zu Arzneidrogen verarbeitete Zwiebeln, Wurzeln, Samen, Rinden, Hölzer, Kräuter, Früchte, Flechten, Blüten und Blätter, die zu Mono- oder Kombiwirkstoffpräparaten unterschiedlichster Dosierung aufbereitet und in Form von Pillen, Pulvern, Elixieren, Säften, Sirupen und Tees oder als Linimente, Öle, Salben, Tinkturen und dergleichen in den Handel gebracht werden.

Phytotherapeutische Heilmittel unterteilen sich in vier Kategorien:

1. Als „Rationale Phytopharmaka“ werden aus pflanzlichen Bestandteilen hergestellte Arzneimittel bezeichnet, die über einen nachweislich hohen Grad an Wirksamkeit verfügen, wie etwa Kamillenblüten, die als Tinktur bei Haut-

verletzungen, als Tee-Aufguss bei Magen-Darm-Beschwerden oder als alkoholisch-wässriger Extrakt bei Atemwegserkrankungen angezeigt sind.

Um eine Arzneimittelzulassung für ein bestimmtes Pflanzenpräparat zu erlangen, muss der Hersteller klinisch belegen, dass ein spezifisches Krankheitsbild damit effektiver zu bekämpfen ist als mit einem Placebo, und dass die Risiken und Nebenwirkungen in vertretbarem Verhältnis zur Heilungsaussicht stehen. Die meisten Präparate dieser Kategorie – z. B. Baldrianwurzel bei nervöser Unruhe, Efeu bei Atemwegserkrankungen oder Goldrute bei Harnwegsinfektionen – kommen als Tabletten oder Tinkturen auf den Markt, der Vertrieb erfolgt über die Apotheke.

Zu den „rationalen Phytopharmaka" zählen neben derlei wirkbelegten und weitgehend unschädlichen (allerdings nicht unbedingt nebenwirkungsfreien) „Mite-Präparaten" auch die so genannten „Forte-Präparate", die neben einer spezifischen Heilwirkung mit erheblichem Nebenwirkungsrisiko behaftet sind, wie etwa der hochgiftige Fingerhut, eingesetzt bei Herzrhythmusstörungen, die gleichermaßen giftige Tollkirsche, eingesetzt bei Magenproblemen, oder der dem Betäubungsmittelgesetz unterliegende und gegen Reizhusten eingesetzte Schlafmohn.

2. Unter dem Begriff „Traditionelle pflanzliche Heilmittel" werden all jene Phytopräparate zusammengefasst, deren Heilwirkung weder pharmakologisch noch klinisch nachgewiesen ist, deren Basispflanzen jedoch „seit je" in der Volksmedizin angewendet werden, wie etwa Roter Sonnenhut, der bei Atem- und Harnweginfekten hilfreich sein soll. Entscheidend ist, dass das einzelne Mittel selbst bei fragwürdigster Dosierung und Mischung weiter nicht gefährlich werden darf.

Da das *Bundesinstitut für Arzneimittel und Medizinprodukte* bei derartigen Präparaten die Angabe spezifischer Krankheitsindikationen nicht erlaubt, behelfen sich die Hersteller und Vertreiber mit Floskeln wie „zur Besserung des

Allgemeinbefindens", „zur Unterstützung der Blasenfunktion" oder „zur Stärkung von Herz und Kreislauf". Die Präparate dieser Kategorie sind frei verkäuflich, sie werden nicht nur über Apotheken vertrieben sondern auch über Drogerien, Reformhäuser und vor allem: über das Internet.

Überzeugte Pflanzenheiler beziehen sich gerne auf die mittelalterliche Benediktiner-Äbtissin Hildegard von Bingen (1098-1179), die sich neben allerlei theologischen Auslassungen und Prophezeiungen auch zu medizinischen Fragen und Heilmethoden geäußert hatte. Im Mittelpunkt ihres Heilkonzepts stehen Beten und Fasten, daneben verschreibt sie bestimmte Pflanzen- und Edelsteintinkturen, deren jeweilige Rezeptur sie „von höherer Warte" empfangen haben will. Für keines der heutigen „Hildegard-Produkte" gibt es einen ernstzunehmenden Wirknachweis.

3. In weiterem Sinne müssen auch all die Nahrungsergänzungsmittel den Phytotherapeutika zugerechnet werden, die ganz oder überwiegend auf pflanzlicher Basis hergestellt sind. Diese Mittel sind *per definitionem* aus dem Arzneimittelrecht ausgeklammert und dürfen daher keinerlei Heilwirkung verheißen. Viele Hersteller entfalten indes große Kreativität, ebensolche zumindest „zwischen den Zeilen" ihrer Werbeverlautbarungen zu suggerieren.

Vielfach werden in Alternativheilerkreisen Phytoprodukte der indisch-ayurvedischen, tibetischen oder traditionell-chinesischen Heilkunde eingesetzt. Unabhängig davon, dass keines der genannten Heilsysteme wissenschaftlichem Standard entspricht und von daher den Behauptungen über die Wirkkraft der einzelnen Präparate prinzipiell zu misstrauen ist, kann noch nicht einmal darauf vertraut werden, dass wenigstens die Inhaltsstoffe korrekt angegeben sind. In vermeintlich harmlosen „Natur- und Pflanzenheilmitteln der östlichen Medizin" wurden vielfach große Mengen hochtoxischer Arsen-, Kadmium- und Quecksilberverbindungen gefunden; viele Präparate wiesen zudem extreme Pestizidbelastungen auf.

4. Auch die so genannten „Pflanzlichen Hausmittel der Volksheilkunde" gehören der Phytotherapie zu. Sie stellen freilich keine Handelsware dar, vielmehr werden sie aus Arznei- oder sonstigen Pflanzen selbst hergestellt.

Die Maßgaben zu Indikation und Verabfolgung entstammen entweder tradiertem Familienwissen oder sind einem der zahllosen Ratgeber entnommen, die, verfasst oftmals von phytopharmakologisch völlig unkundigen „Naturheilern" und „Kräuteraposteln", auf dem Buchmarkt erhältlich sind.

Präparate sämtlicher Kategorien *können* grundsätzlich eine Heilwirkung entfalten, einen wissenschaftlich tragfähigen Nachweis gibt es indes nur bei den „rationalen Phytotherapeutika". Diese stellen, ungeachtet ihrer Etikettierung als „sanfte" und „natürliche" Heilmittel, teils radikal in das organismische Geschehen eingreifende Medikamente dar, die im Einzelfalle mit erheblichem Nebenwirkungsrisiko einhergehen. Sie sollten nur von einem fachkundigen Arzt nach genauer Diagnostik und Indikationsstellung verordnet werden; wie bei jedem anderen Medikament ist eine exakte Dosierung vorzunehmen, der Behandlungsverlauf ist ständig zu kontrollieren.

Präparate der Kategorien 2 bis 4 dürfen allenfalls als zeitlich eng begrenzter Besserungsversuch bei nicht-krankheitswertigen Befindlichkeitsstörungen eingesetzt werden; im Einzelfalle auch als Begleitmedikation eines wissenschaftlich anerkannten Heilverfahrens. Von einer Behandlung gleich welcher Erkrankung oder Funktionsstörung ausschließlich mit „traditionellen", „nahrungsergänzenden" oder „volksheilkundlichen" Pflanzenmitteln ist dringend abzuraten.

# 21. Radiästhesie

Der Begriff Radiästhesie, hergeleitet aus dem lateinischen *radius* (= Strahl) und dem griechischen *aísthesis* (= Empfindung), bezieht sich auf das Erspüren feinstofflicher „Vibrationen" oder „Strahlungen", die mit physikalischen Messgeräten nicht erfasst werden können. Als radiästhetische Instrumente gelten Pendel und Wünschelrute.

## Pendel

Zwei französische Provinzpfarrer, Abbé Bouly und Abbé Mermet, verhalfen Ende des 19. Jahrhunderts dem Pendeln zu enormer Popularität. Es stelle, wie sie behaupteten, ein äußerst präzises Instrument zur Diagnose jedweder Krankheiten dar. Das Pendeln entwickelte sich in der Folge zu einer Art Massenbewegung, die quer über den Kontinent Verbreitung fand. In Alternativheilerkreisen zählt es bis heute zu den weitestverbreiteten Diagnostikverfahren.

Ein Pendel besteht üblicherweise aus einer etwa 25 bis 30 Zentimeter langen Schnur oder dünnen Kette, an deren Ende ein kleines Gewicht – Material und Form sind völlig unerheblich – befestigt ist. Der Pendler hält das freie Ende der Schnur mit Daumen und Mittelfinger fest, so dass das Gewicht nach unten hängen kann. Die Hand wird ruhig gehalten, der Blick ruht auf dem Pendel, das, ohne willentliche oder bewusste Beeinflussung, sich nach kurzer Zeit hin und her oder im Kreise zu bewegen beginnt.

Diese Bewegungen werden vom Pendler nach Belieben „codiert“: beispielsweise definiert er einen horizontalen Ausschlag oder ein Kreisen im Uhrzeigersinn als „Ja“ auf eine gestellte Frage und einen vertikalen Ausschlag oder ein Kreisen im Gegenuhrzeigersinn als „Nein“.

Zur medizinischen Diagnose wird der Körper des Patienten von oben nach unten abgependelt. Stellt sich auf die „mentale“ Frage „Ist in diesem Körperteil etwas nicht in Ordnung“ ein „Ja“-Ausschlag ein, gilt dies als untrügerischer Hinweis auf eine (potentielle) Störung oder Erkrankung. Derlei Diagnose kann auch in Abwesenheit des Patienten über einem Ganzkörperphoto gestellt werden.

Der festgestellte Problembereich wird mittels einer anatomischen Skizze oder einer Auflistung der zugehörigen Organe, Nerven, Skelettteile etc. weiter eingegrenzt. Ist die Störungsquelle letztlich genau lokalisiert, kann über einer Tabelle möglicher Ursachen (Entzündung, Über- oder Unteraktivität, Degeneration etc.) ausgependelt werden, worum es sich im Einzelnen handelt.

Der Heiler hält in der einen Hand das Pendel, während er den Zeigefinger der anderen Hand von Diagnose zu Diagnose bewegt. Zeigt das Pendel einen „Ja“-Ausschlag, ist die richtige gefunden. Auf gleichem Wege lässt sich über einer Liste möglicher Medikamente oder Therapiemaßnahmen das Geeignete herausfinden.

Modernes Pendeln, das über die „Ja/Nein-Codierung“ des traditionellen Pendelns hinausreicht, bedient sich so genannter *dowsing charts*. Es handelt sich dabei um Karten verschiedener Größe, die mit fächerartig gegliederten Halbkreisen bedruckt sind.

Die einzelnen Segmente bieten verschiedene Antwortmöglichkeiten zu bestimmten Fragen. So zeigt etwa eine Karte zur Findung eines geeigneten Bach-Blütenmittels einen Fächerhalbkreis mit 38 Segmenten: Jedem Segment ist eine Bach-Blüte zugeordnet. Das Pendel wird über den Mittelpunkt des Kreisdurchmessers gehalten und schwingt nach „mental“ gestellter Frage in eines der Segmente aus: das geeignete Mittel ist gefunden.

Entgegen der Meinung gläubiger Radiästheten hat der Ausschlag des Pendels keinerlei „mediumistische“ oder sonstig paranormale Ursachen. Er bedingt sich vielmehr durch ideomotorisch induzierte Muskelimpulse: Allein die Vorstellung einer Bewegung – beispielsweise das Schwingen eines Pendels in eine bestimmte Richtung – führt zu geringfügigen, bewusst nicht registrierten Bewegungsimpulsen in jenen Muskeln, die zur Verwirklichung dieser Vorstellung erforderlich sind (Carpenter-Effekt). Darüber hinaus spielen rhythmische Impulse aus Muskeltonusänderungen eine Rolle: Den Resonanzgesetzen der Physik gehorchend, schaukeln sich die minimalen Impulsstöße zu einer harmonischen Schwingung des Pendels auf.

## Wünschelrute

Das zweite populäre Radiästhesieinstrument, die so genannte Wünschel- oder Glücksrute, ist bereits seit dem späten Mittelalter bekannt. Die Rute besteht traditionellerweise aus einem gegabelten Haselnuss- oder Weidenzweig, der, in beiden Händen gehalten, über bestimmten Reizzonen ausschlage. Moderne Rutengänger bedienen sich eines dünnen Metallbogens oder eines V- bzw. Y-förmigen Drahtgestells.

Ging es früheren Rutengängern um das Erspüren (Muten) von Wasseradern oder Bodenschätzen, so wird die Rute heute vor allem zum Auffinden angeblich krankmachender „Erdstrahlen“ eingesetzt: Neuralgien, Ekzeme und nicht zuletzt Krebs sollen durch derlei (tatsächlich durch nichts belegte) „Strahlen“ verursacht sein. Daneben dient die Wünschelrute als alternativheilerisches Diagnoseinstrument: Krankheiten jeder Art ließen sich mit ihrer Hilfe zuverlässig früherkennen.

Für derlei „klinische“ Arbeit werden bevorzugt „Einhandruten“ eingesetzt, bestehend aus einem Handgriff aus Bergkristall, Holz oder Kork, an dem eine etwa 15 bis 40 Zentimeter lange Stahlfeder mit einer kleinen Kugel oder einem (verschiebbaren) Metallring am Ende befestigt ist. Mittels solcher Einhandrute, bekannt auch als „Biotensor“, sei eine schnelle und äußerst genaue Diagnosestellung möglich. Die nach allen Seiten hin flexible Rute wird hierbei am Körper des Patienten entlanggeführt: Schlägt sie an einer bestimmten Stelle „negativ“ aus – entsprechend zuvor vorgenommener „Nein-Codierung“ –, wird dies als Störung im zugeordneten Bereich gedeutet.

Insbesondere das Abtasten von Energiemeridianen, wie die Traditionelle Chinesische Medizin sie annimmt, ergebe deutlichen Hinweis auf aktuelle oder latente Erkrankungen. Nicht selten wird auch die „Aura“ ausgemutet.

Eine Vielzahl wissenschaftlicher Untersuchungen hat die Vorstellungen der Radiästhesie längst widerlegt. Der Ausschlag der Wünschelrute bedingt sich nicht durch „Strahlen“ oder „mentale Kommunikation“, sondern, wie beim Pendeln, durch unbewusste (ideomotorische) Bewegungen des Radiästheten. Vor allem bei der Einhandrute genügt der winzigste, bewusst tatsächlich nicht wahrnehmbare Impuls, um die mit einer Kugel beschwerte Stahlfeder in Schwingung zu versetzen. Beim Arbeiten mit der traditionellen Zweihandrute kommt zu dem beschriebenen „Carpenter-Effekt“ das so genannte „Kohnstamm-Phänomen“ hinzu: Die angespannte Haltung der Hände und Arme löst nach relativ kurzer Zeit einen Muskelklonus aus, ein (geringfügiges) krampfartiges Zucken, das die Rute zum Ausschlag bringt.Wünschelrute oder Biotensor haben insofern keinerlei Aussagekraft.

Die Diagnose von Krankheiten oder die Auswahl von Medikamenten oder Heilverfahren mit Hilfe radiästhetischer Instrumente muss als unverantwortliche Scharlatanerie gewertet werden.

## 22. Rebirthing

Rebirthing wurde Mitte der 1970er Jahre von dem kalifornischen Hobbypsychologen Leonard Orr (*1938) entwickelt, dem es, wie die Legende sagt, durch „göttliche Eingebung“ zuteil geworden war. In einem Holzzuber mit warmem Wasser sitzend hatten ihn plötzlich vorgeburtliche Erinnerungen überkommen. Er fühlte sich, so Orr, wie im Uterus seiner Mutter. Gleichgültig, ob es sich nun um „reale“ Erinnerung oder um LSD-induzierte Halluzinationen handelte: Der ihm eigene Geschäftssinn ließ ihn sofort das enorme Potential erkennen, das in der Vermarktung „vorgeburtlicher Erlebnisse“ steckte.

Orr experimentierte mit verschiedenen Atemtechniken und entdeckte, dass er über Schnorchelatmung unter Wasser seine „intrauterinen Erinnerungen“ bewusst herbeiführen konnte. Beschleunigtes und „pausenloses“ Atmen schien verschüttete Erinnerungen wachzurufen, letztlich sogar Empfindungen aus vorgeburtlichem Erleben. Ein erneutes Hindurchgehen durch die Erfahrungen der eigenen Geburt, so Orrs freudianisch angehauchte Idee, löse all die „negativen Lebensprogrammierungen“ auf, die sämtlich in ebendiesen ihre Ursache hätten: Ein buchstäblich neugeborener, freier, glücklicher Mensch sei die Folge.

Konsequenterweise bezeichnete Orr sein Verfahren, mit dem er umgehend eigene Therapieseminare veranstaltete, als „Re-birthing“ (= Wiedergeborenwerden). Ohne die geringste weitere Absicherung ließ er seine „Klienten“ in einen Warmwasserbottich steigen und dort nach vorgeburtlichen Erfahrungen suchen.

Im Zuge weiterer Experimente verlagerte Orr das Rebirthing ins Trockene. Die Atemweise blieb prinzipiell dieselbe, allerdings unter Weglassung des Schnorchels und mit Vorzug auf Nasenatmung.

Der auf dem Rücken liegende Klient wird angewiesen, seinen Atem „kreisförmig", das heißt ohne Pause zwischen Ein- und Ausatmen, fließen zu lassen. Zudem soll er schneller atmen als gewöhnlich, mit Betonung auf dem Einatmen und vorwiegend in den Brustraum. Der Therapeut greift lediglich bei Unterbrechungen des fortlaufenden Atemflusses oder bei zu oberflächlicher Atmung ein. Beispielsweise übt er solange Druck auf den Brustkorb des Klienten aus – manche Rebirther knien sich mit vollem Körpergewicht darauf –, bis dieser in akute Atemnot gerät; nach Lösung des Drucks vertieft sich die Atmung von selbst. Eine derartige Sitzung dauert etwa eineinhalb Stunden, zehn Einheiten sind vorgesehen.

Der Rebirthing-Prozess basiert ausschließlich auf Hyperventilation: Durch die Erhöhung der Atemfrequenz mit inspiratorischer Verschiebung der Atemruhephase wird mehr Kohlensäure abgeatmet, als im Stoffwechsel entsteht: es kommt zu einem Abfall der $CO_2$-Spannung im Blutplasma (Hypokapie) und zu einer massiven Störung des Säure-Basen-Haushaltes (respiratorische Alkalose). Einhergehend damit kommt es zu neuromuskulärer Übererregbarkeit mit tetanischen Symptomen (Parästhesien, Verkrampfung der Hände und Gesichtsmuskeln usw.) sowie zu einer Aktivierung des Sympathikus (Pulsanstieg, EKG-Veränderungen mit Extra-Systolen).

Überdies treten Veränderungen in der regionalen Durchblutung auf: vor allem die Gehirndurchblutung nimmt ab, was klinisch zu einem Präkollaps (Bewusstseinsstörungen mit Wahngebilden, Schwindelgefühle) oder gar zu einer Ohnmacht („Blackout") führen kann. Eben diese gelegentlich als „rauschartig“ empfundenen Extremerfahrungen machen die Faszination des Rebirthing aus.

Der Umstand, dass die im Rebirthing-Prozess sich vergegenwärtigenden Empfindungen und Bilder häufig „geburtsbezüglich“ sind, hat weniger mit der Atemtechnik an sich zu tun, als vielmehr mit der ergebnisleitenden Intention, in der diese eingesetzt wird: alles physiologische und imaginierte Geschehen wird als prä- oder perinatales Wiedererleben gedeutet. (Auch in der so genannten Reinkarnationstherapie, in der es um das „Wiedererleben von Szenen aus früheren Leben“ geht, wird vielfach die Hyperventilationstechnik des Rebirthing eingesetzt.)

Im Zentrum des Rebirthing steht die Behauptung Orrs, es lasse sich in wenigen Sitzungen das „Geburtstrauma“ beheben, unter dem ausnahmslos jeder Mensch leide und das Ursache sei aller psychischen und psychosomatischen Störungen.

Unbestritten kann die Geburt in einem der heutigen Kreißsäle eine wenig angenehme Erfahrung sein, für das Neugeborene ebenso wie für die Mutter. In der Regel aber weist ein normal geborener Säugling keinerlei Traumaanzeichen auf. Traumatisierend für das Neugeborene sind bei einer „Normal“-Geburt allenfalls die äußeren (zivilisatorischen) Umstände, unter denen es zur Welt kommt (Temperaturschock, Lichtschock, zu frühe Abnabelung usw.). Um solches zu vermeiden, finden zunehmend Methoden der „sanften Geburt“ Verbreitung, wie sie der französische Frauenarzt Fréderic Leboyer schon ab Ende der 1960er entwickelt hat.

Selbstredend gibt es auch Fälle, in denen es tatsächlich zu einer Traumatisierung des Neugeborenen kommt, etwa in Folge einer entgleisten Mutter-Kind-Beziehung. Nichts indes deutet darauf hin, dass Rebirthing irgendetwas zur Therapie solchen Traumas beitragen könnte.

Auch die sonstigen Behauptungen Orrs, das „verbundene Atmen“ stelle ein Allheilmittel gegen jedwede Erkrankung dar – selbst bei Krebs und AIDS gebe es kein potenteres Therapieverfahren –, entbehren jeder Grundlage. Vollends absurd sind seine Vorstellungen, es sei mittels Rebirthing sogar möglich, den „biologischen Alterungsprozess umzukehren“. Nachweislich mehrere hundert Jahre alte indische Yogis seien leibhaftiger Beleg, dass insofern „physische Unsterblichkeit“ zu erlangen sei.

Rebirthing vermittelt allenfalls ein intensives emotionales Aufgewühltsein, das für den gesunden Menschen vielleicht eine Art „Psycho-Trip“ sein mag, vielleicht auch ein Anstoß, wie er durch Grenzerfahrungen erfolgen kann. Für den körperlich kranken Menschen (z. B. Herz-Kreislauf-Labilität) oder für psychosomatische Patienten (Asthma, Colitis usw.) sind die Eingriffe ins Atemgeschehen allerdings höchst riskant. Monate und selbst Jahre später können noch schwere und schwerste Störungen auftreten. Besonders für psychisch labile Menschen stellt Rebirthing eine massive Gefahr dar: Es kann zu „malignen Regressionen“ kommen, mit Depression bis hin zu akuten suizidalen Krisen; auch psychotische Entgleisungen kommen vor, die den Patienten nicht mehr aus der Regression herausfinden lassen.

Rebirthing und seine Varianten (Vivation, Holotropes Atmen usw.) haben nichts zu tun mit seriöser Atemtherapie, wie sie etwa von Ilse Middendorf oder Volkmar Glaser entwickelt wurde. Derlei Atemarbeit, auch Pneopädie genannt, kann, eingebunden in ein pädagogisches bzw. klinisches Gesamtkonzept und bei ausreichender Kompetenz und Erfahrung des jeweiligen Therapeuten, hohen Wert als unterstützende Maßnahme beanspruchen; die behauptete Wertigkeit als eigenständiges Therapieverfahren kann ihr indes in keinem Falle zugesprochen werden.

# 23. Reflexzonentherapie

Unter dem Begriff „Reflexzonentherapie“ wird eine Vielzahl unterschiedlicher Heilverfahren verstanden, deren gemeinsame Grundannahme darin besteht, dass bestimmte Bereiche oder Punkte der Körperoberfläche über so genannte „Reflexbahnen“ mit anderen, teils weit entfernten Bereichen des Körpers, vor allem aber mit inneren Organen, in Verbindung stünden.

Zu den bekanntesten Verfahren ihrer Art zählt die Fußreflexzonentherapie. Sie beruht auf der so genannten „Zonenlehre“ des amerikanischen Hals-Nasen-Ohren-Arztes William Fitzgerald, die dieser im Jahre 1913 vorstellte. Fitzgerald glaubte entdeckt zu haben, dass der menschliche Körper in zehn Längszonen aufgeteilt sei und dass jedes Organ, das innerhalb einer bestimmten Zone liege, sich von jeder beliebigen Stelle dieser Zone aus reflektorisch erreichen ließe. Diese vermeintlich revolutionäre „Entdeckung“ erlangte in den 1930ern große Popularität, in erster Linie durch die Physiotherapeutin Eunice Ingham, die auf Seminarreisen quer durch die USA eine daraus hergeleitete „Reflexzonentherapie“ vorstellte.

Während die „Eunice-Ingham-Methode“ längst in der Versenkung verschwunden ist, hat ein Teilbereich daraus, nämlich besagte Fußreflexzonentherapie, überlebt und gilt heute als eines der weitestverbreiteten Verfahren der alternativen Heilerszene.

Hauptvertreterin im deutschsprachigen Raum ist die ehemalige Krankenschwester Hanne Marquardt (* 1933), die über eine Vielzahl eigener „Lehrstätten“ Fußreflexzonentherapeuten ausbildet.

Laut Ingham und Marquardt repräsentierten sich auf dem Fuß sämtliche Körperregionen und Organe. Die Innenseite des großen Zehs etwa sei „reflektorisch“ mit der Stirn- und Schläfenregion verbunden, der Fußballen darunter mit den Augen und der Schilddrüse; der Fußrücken stehe in Verbindung mit der Brust und den Lungen, die Außenseite der Ferse mit Hüfte und unterem Rücken, der Bereich zwischen Ferse und Außenknöchel mit den Hoden respektive Eierstöcken. Insgesamt seien über hundert solcher Reflexzonen über den Fuß verteilt.

Trete beim Massieren des Fußes an einer bestimmten Stelle Druckschmerz auf, weise dies auf eine Störung des damit korrespondierenden Organes hin. Der geübte Reflexzonentherapeut, so Marquardt, könne insofern die Verfassung jedes Körperbereiches und jedes einzelnen Organs „wie auf einem kleinen Bildschirm“ ablesen.

Druckmassage der Schmerzstellen trage zur Auflösung der jeweiligen Organ- oder Funktionsstörung bei. Körperliche und psychosomatische Probleme jedweder Art könnten dergestalt diagnostiziert und durch Massage der jeweiligen Fußreflexzonen therapeutisch behandelt werden.

Die von Fitzgerald entworfene „Zonenlehre“ hat sich längst als unhaltbar erwiesen, ebenso die daraus hergeleiteten Diagnose- oder Behandlungsmethoden. Es gibt keinerlei Beleg für die tatsächliche Existenz der angeblichen Reflexverbindungen. Überdies weicht die Reflexzoneneinteilung auf dem Fuß bei verschiedenen Autoren erheblich voneinander ab.

Für die behauptete Wirkung der „Reflexzonenmassage“, die neuerdings auch an den Händen, am Kopf und am Bauch angeboten wird – allen Ernstes auch am männlichen Genital –, fehlt jeder seriöse Nachweis.

Das gleiche gilt für die so genannte „Ohrreflexzonentherapie“, derzufolge sämtliche Körperteile und Organe reflektorisch in der Ohrmuschel repräsentiert seien und insofern durch Manipulation des Ohres erreicht werden könnten. An der oberen Außenkante des Ohres lägen die Reflexpunkte für Geschlechtsorgane, Nieren und Harnwege, an der unteren jene für den Kopfbereich; die Punkte für Magen, Leber, Zwerchfell, Herz und Lunge seien entlang des Ohransatzes zu finden, die der Wirbelsäule genau in der Mitte des Ohres. Besonders wichtig sei der so genannte „Notfall-“ oder „Schockpunkt“ an den Ohrläppchen: Über gezielten Druck dieses Punktes, der reflektorisch mit dem Gehirn verbunden sei, könnten selbst Ohnmächtige wieder ins Bewusstsein zurückgeholt werden. Auch „negative Folgen von Narkosen oder Teilanästhesien“ ließen sich dergestalt auf einfachste Weise beheben.

Interessant ist auch die Behauptung, durch Ohrreflexzonentherapie bei einer schwangeren Frau könne therapeutisch Einfluss auf den Fötus genommen werden, dessen Wirbelsäule reflektorisch mit der Ohraußenkante seiner Mutter verbunden sei. Wie für die Fußsohlen gibt es auch für das Ohr, desgleichen für Hand, Kopf, Bauch oder Genital, bei verschiedenen Autoren die unterschiedlichsten Reflexzonenzuordnungen.

Über einen allemal möglichen unspezifischen Entspannungseffekt hinaus hat Reflexzonentherapie – an welchem Körperteil auch immer sie vorgenommen wird – ebensowenig Wert wie all die Hilfsmittel, die zur Stimulation angeblicher Reflexpunkte auf dem Markt sind: Massagestäbe, Qi-Gong-Kugeln, Fußroller oder Schuhe mit extra Noppeneinlagen. (So genannte Piokal-Biostimulatorschuheinlagen etwa seien wirksam u. a. gegen Prostataentzündung, Blutzucker, Darmkrankheiten, Haarausfall und AIDS. Ein Paar in Einheitsgröße kostet 25 Euro.)

Gänzlich nutzlos ist natürlich auch das Einreiben gar nicht existenter „Reflexzonen“ mit therapeutisch unwirksamen Aromaölen oder Edelsteintinkturen; desgleichen das Bestrahlen mit Farblicht.

Nicht zu verwechseln sind die Fitzgeraldschen „Reflexzonen“ mit den so genannten „Headschen Zonen“, benannt nach einem britischen Neurologen Henry Head, der entdeckt hatte, dass erkrankte Organe auf bestimmten Regionen der Haut schmerzhafte Veränderungen hervorrufen können. Eine der Erklärungen für diesen „Reflex“ liegt darin, dass die jeweiligen Hautbereiche mit den jeweils korrespondierenden Organen durch Nervenbahnen verbunden sind, die demselben Segment des Rückenmarks entspringen. Mit den Vorstellungen von Fitzgerald, Ingham und Marquardt haben die „Headschen Zonen“ nichts zu tun.

## 24. Schüßler-Salze

Der Oldenburger Homöopath Wilhelm Heinrich Schüßler (1821-1898) entwickelte in den 60er und 70er Jahren des 19. Jahrhunderts sehr eigenwillige Vorstellungen über organische Erkrankungen und wie diesen zu begegnen sei. Sein Ansatz, von ihm selbst als „Biochemie nach Schüßler" bezeichnet, zählt heute zur Grundausstattung der Alternativheilkunde.

Bemerkenswert ist der berufliche Werdegang Schüßlers, der sich erst in fortgeschrittenerem Lebensalter für Heilkunde, genauer gesagt: für Homöopathie und Wünschelrutengehen, zu interessieren begann. Eigenen Angaben zufolge studierte er ab 1852 Medizin in Paris, 1855 wurde er unter nebulösen Umständen und nach nur fünf Semestern von der Universität Gießen zum Doktor der Medizin promoviert, ohne Ablieferung einer Dissertation, ohne Leistungsnachweis und *in absentia*. Zur anschließend beantragten medizinischen Staatsprüfung wurde er allerdings nicht zugelassen, da er keine ordentlichen Studienbelege und noch nicht einmal ein Abiturzeugnis vorweisen konnte. Erst Jahre später erhielt er in Oldenburg eine Erlaubnis zur Ausübung der Heilkunde, nachdem er sich verpflichtet hatte, ausschließlich homöopathisch tätig zu werden, was von der akademischen Medizin längst nicht mehr ernst genommen wurde.

In der Tat stellt die Biochemie nach Schüßler nichts anderes dar als eine Art verkürzter Homöopathie, die deren

Unzahl an Substanzen und möglichen Potenzierungsschritten auf zwölf Substanzen und zwei Potenzstufen reduziert.

Verwendet werden jene zwölf Mineralsalzverbindungen, die, so Schüßler, selbst bei einem toten und verbrannten menschlichen Körper noch in der Asche zu finden seien: Eisenphosphat, Kaliumchlorid, -phosphat, -sulfat, Kalziumfluorid, -phosphat, -sulfat, Magnesiumphosphat, Natriumchlorid, -phosphat, -sulfat und Silizium. Mit diesen zwölf Mitteln, ausschließlich in den Potenzen D6 oder D12, vermeinte Schüßler, sämtliche nur denkbaren Krankheiten heilen zu können.

Die Potenzierung, das heißt: Verdünnung der Salze erfolgt in ähnlicher Manier wie bei homöopathischen Präparaten: Für die Potenz D6 wird ein Teil Salz mit 100.000 Teilen Trägerstoff, in der Regel Milchzucker, vermischt; für die Potenz D12 mit 1.000.000.000.000 (= eine Billion) Teilen, dem Verhältnis von einem Gramm Salz zu einer Million Tonnen (= 40.000 Güterzugwaggons) Zucker. Das homöopathiespezifische „Dynamisieren" der Präparate durch rituelles Verreiben und Verschütteln gibt es indes bei den Schüßler-Salzen nicht. Auch das Grunddiktum der Homöopathie, demzufolge das passende Heilmittel für ein bestimmtes Leiden immer dasjenige sei, das, verabfolgt in höherer Dosis, bei einem gesunden Menschen die Symptome ebendieses Leidens erzeuge, wird in der Schüßler-Lehre abgelehnt. Sämtliche Krankheiten, so Schüßler, entstünden durch einen Mangel an den von ihm identifizierten Mineralsalzen; würden diese zugeführt, trete umgehende Heilung ein.

In umfangreichen Auflistungen werden einzelne Symptome und Krankheitsbilder je einem der zwölf Mineralsalze zugeordnet: Von Analfistel (Kalziumphosphat), Blasenkatarrh (Eisenphosphat) und zu hohem Cholesterinspiegel (Magnesiumphosphat) hin zu Vorhautverengung (Kalziumfluorid), Wurmbefall (Natriumchlorid) und Zahnfleischbluten (Kaliumphosphat).

Eine Begründung für die jeweilige Zuordnung gibt es nicht. Umgekehrt lässt sich nachschlagen, wozu die einzelnen Salze eingesetzt werden können: Kaliumchlorid D6 beispielsweise helfe bei Asthma, Blasenentzündung und Gelenkrheumatismus; Kalziumfluorid D12 dagegen bei Grauem Star, Hämorrhoiden und Karies.

Die Wirkung der Salze beruht angeblich auf dem so genannten Signalprinzip: Werde dem Organismus das erforderliche Salz verabfolgt, repariere dieses über Aktivierung der im Körper vorhandenen Salze die jeweilige Funktionsstörung. Zudem greife das so genannte Ergänzungsprinzip: Über die Einnahme einer D6-Tablette würden jeder Körperzelle exakt 26 Moleküle des jeweiligen Salzes zugeführt, was entsprechenden Mangel im Körper ausgleiche. Völlig unerklärt bleibt dabei die Frage, weshalb die Einnahme einer verschwindend winzigen Dosis eines Mineralsalzes therapeutisch wirksam sein solle, während täglich ein Vielfaches davon über die Nahrung aufgenommen wird.

Naheliegenderweise existiert keinerlei Beleg für die angebliche Wirksamkeit der auch als „Funktionsmittel" bezeichneten Schüßler-Salze. Dass diese dennoch ganz legal über Apotheken und über das Internet verkauft werden können, begründet sich in ihrer deklarierten Zugehörigkeit zur Homöopathie, die als so genannte „besondere Therapierichtung" keiner klinisch-kontrollierten Arzneimittelprüfung außerhalb des eigenen Bezugssystems unterliegt. Die Schüßler-Salzpastillen müssen keinen überprüfbaren Wirksamkeitsnachweis erbringen.

Die Schüßler'sche Biochemie gewann noch zu Lebzeiten ihres Begründers enorme Popularität. Der Grund hierfür lag in der Geschäftstüchtigkeit Schüßlers, der sein Verfahren von Anbeginn durch Laienvereine propagieren ließ. Bis in die 1930er Jahre hinein stellten die in praktisch jeder Stadt begründeten Biochemischen Gesundheitsvereine eine der größten Bewegungen ihrer Art dar. Während die Nazis zunächst sehr angetan waren von der „Volksheilweise“ Schüßlers, ließ man das Verfahren nach einigen Versuchsreihen seiner erwiesenen Wirkungslosigkeit wegen bald fallen. Die Biochemie nach Schüßler verschwand komplett in der Versenkung.

Erst in den 1980er Jahren erlebte sie im Zuge des wachsenden Interesses an alternativen Heilmethoden eine triumphale Wiedergeburt. Heute zählt sie, neben Homöopathie und Bach-Blütentherapie, zu den bestetablierten „Medikations“verfahren der Alternativheilerszene. Begeisterte Berichte in den Boulevard- und Regenbogenmedien heizen den Boom weiter an.

„Biochemie nach Schüßler“ hat selbstredend nicht das Geringste mit der naturwissenschaftlichen Disziplin der Biochemie zu tun hat.

# 25. Shiatsu / Akupressur

Unter Shiatsu ist eine Mitte der 1920er Jahre in Japan erstmals vorgestellte Massagetechnik zu verstehen, bei der mit dem Daumen oder den Fingerkuppen Druck auf bestimmte Körperpunkte des zu Behandelnden ausgeübt wird.

Der Druck, wahlweise auch mit den Fingerknöcheln, den Handballen oder dem Ellbogen erzeugt, gelegentlich gar mit Knien und Füßen, wird jeweils fünf bis sieben Sekunden gehalten und soll dazu dienen, Blockaden der in besonderen Bahnen oder Kanälen den Körper durchfließenden Lebensenergie, „Ki" oder „Chi" genannt, aufzulösen beziehungsweise deren Zirkulation zu stimulieren.

Shiatsu (jap. = Fingerdruck) bezieht sich insofern auf Vorstellungen, wie sie auch aus der chinesischen Akupunkturlehre bekannt sind. Je nach Schule gibt es auf der Oberfläche des menschlichen Körpers zwischen 360 und mehr als 1000 solcher Punkte.

Im deutschsprachigen Raum trat Shiatsu erst Ende der 1970er im Zuge der New-Age-Bewegung in Erscheinung. Angepriesen als eigenständiges Therapieverfahren, das sich vor dem Hintergrunde jahrtausendealter taoistischer Überlieferung ausgezeichnet bewährt und zudem als völlig risiko- und nebenwirkungsfrei herausgestellt habe, zählt Shiatsu heute zu den populärsten *Hands-on-Verfahren* der Alternativheilerszene. Millionen von Patienten praktisch sämtlicher Krankheitsbilder seien schon erfolgreich damit behandelt worden, von Asthma und Neurodermitis hin zu Immunschwäche- und Stoffwechselerkrankungen. Vor allem aber bei Depressionen, Schlafstörungen und Erkrankungen des Unterleibs habe sich Shiatsu als unübertreffliches Mittel der Wahl erwiesen: Blasenentzündung, unwillkürliches Wasserlassen und sogar Impotenz seien allein durch Druck des Punktes KG1, direkt unterhalb des Anus gelegen, in kürzester Zeit zu beheben.

In der Tat scheint das originäre Anliegen des Shiatsu darin zu liegen, den „Verlust der sexuellen Kräfte zu verhindern“: die Mehrzahl der vorgestellten Druckpunkttechniken dreht sich um das „eheliche Geschlechtsleben“. In einem viel zitierten Lehrbuch-Klassiker heißt es: „Druck auf die Magengrube mit drei Fingern, zehnmal während je fünf Sekunden, belebt die Lendengegend und trägt zur Hebung der Potenz bei“, desgleichen „fester Druck zuerst rund um den After und dann auf das Perineum zwischen dem After und den Genitalien“. Vorbeugend empfehle sich tägliches „festes Drücken der Hoden – einmal für jedes Lebensjahr“.

Darüber hinaus führt das Lehrbuch eine ganze Reihe an „Maßnahmen bei Frigidität der Frau“ auf: „1. Die Frau nehme Bauchlage ein. 2. In Richtung nach abwärts drücke man mit dem ganzen Gewicht beidseitig auf den 3., 4. und 5. Lendenwirbel. 3. Dann übe man sanften Druck auf die vier Punkte auf dem Gesäß aus. 4. Man schließe mit einer gründlichen Shiatsu-Behandlung der Vorderseite des Halses über der Schilddrüse, der Brüste und der Innenseite der Schenkel.“ Druck auf die Schilddrüse trage im Übrigen zur „Vergrößerung der Brüste“ und damit zur Steigerung der weiblichen Attraktivität bei. Schon vor über viertausend Jahren sei „entdeckt worden, dass Frauen auf diese Weise ihren Liebreiz und die Neigung ihres Herrn und Gebieters erhalten konnten“.

Die moderne Literatur zu Shiatsu bezieht sich eher auf physiologische beziehungsweise organische Störungen und Erkrankungen: Asthma, Durchfall und Schilddrüsenüberfunktion etwa seien probat mit Druck auf Punkt LG14, unterhalb der Dornfortsatzspitze des siebten Halswirbels, zu beheben, Bauchspeicheldrüsenentzündung, Schluckauf und Verstopfung hingegen durch Druck auf die beiden Punkte B20, „auf dem Rücken, zwei Querfinger von der Wirbelsäulenmittellinie entfernt, in Höhe zwischen dem vorletzten und letzten Brustwirbel“.

Hochgefährlich werden die Maßgaben des Shiatsu, wenn etwa zur Behandlung von Bandscheibenproblemen Herumdrücken an der Lendenwirbelsäule, oftmals unter Einsatz des vollen Körpergewichtes, anempfohlen wird. Bei Manipulation der Wirbelsäule hört selbst die wohlwollendste Toleranz „alternativen Heilverfahren“ gegenüber auf.

Jeder Grundlage entbehren Behauptungen wie die, durch Druck auf Punkt LG26, direkt unterhalb der Nasenlöcher, könne ein Bewusstloser sofort wieder zu Bewusstsein gebracht werden. Selbst von einem Geheimpunkt hinter dem Ohr ist die Rede, der zu drücken sei, wenn man einen eben Verstorbenen ins Leben zurückholen wolle. Hergeleitet sind derlei Behauptungen aus der Shiatsu-Variante des Kuatsu, der „Kunst der Wiederbelebung“, die, angeblich dem Fundus japanischer Schwertkämpfer entstammend, jahrhundertelang nur „von Samurai-Meister zu Samurai-Schüler weitergegeben“ worden sei. Kuatsu bietet eine Vielzahl an Drucktechniken zur Schmerzlinderung sowie zu schnellerer Genesung bei Verletzungen.

Für die behauptete Wirksamkeit des Shiatsu, in chinesischer Variante als „Tuina“ bekannt, geringfügig abgewandelt auch als „Shendo“, „Trigger-“, „Energypoint-“ oder „Akupunktmassage“ bzw. „Akupressur“, gibt es keinerlei seriösen Beleg, auch für die Existenz der Meridiane und Akupunkturpunkte beziehungsweise des angenommenen Energieflusses „Ki“ fehlt bis heute jeder tragfähige Nachweis.

Bestenfalls lässt sich bei Shiatsu, desgleichen bei der so genannten „Emotional Freedom-“ oder „Energiefeldtechnik“, die die vorgeblichen Aku-Punkte mit hohler Hand abklopft, von der Möglichkeit eines unspezifischen Placeboeffekts sprechen, von mehr jedoch nicht.

Dasselbe gilt für das so genannte „Ohashiatsu", bei dem die Druckpunktmassage des Shiatsu mit einer Art Bewegungstherapie verknüpft wird; ebenso für „WaterShiatsu", bekannt unter dem Kürzel „WATSU", das als „aquatische Körpertherapie" angeboten wird. Und nicht zuletzt auch für das so genannte „TantraShiatsu" oder „TANTSU", das sich mit seinem Versprechen der unmittelbaren „Freisetzung sexueller Energie" den ursprünglichen Absichten des Shiatsu wieder annähert.

# 26. Spagyrik / Clustermedizin

Die Spagyrik stellt einen Teilbereich der mittelalterlichen Alchimie dar, eines in sich höchst uneinheitlichen Systems okkulter, orientalisch-mystischer, astrologischer und teilweise auch naturwissenschaftlicher Elemente, das, philosophisch beschen, aus der Neuplatonik der ausgehenden Antike hervorging. Auf ihrer Suche nach dem „Stein der Weisen" entdeckten die Alchimisten eine Vielzahl physikalischer und chemischer Zusammenhänge, die den Spagyrikern in ihrer Fertigung von Medikamenten und Tinkturen zugute kamen. Als eigentlicher Begründer der Spagyrik gilt der Renaissance-Arzt Theophrastus Bombastus von Hohenheim (1493-1541), der, bekannt geworden unter seinem lateinischen Namen Paracelsus, in Basel und später in Salzburg tätig war.

Paracelsus prägte vermutlich auch den Begriff Spagyrik, der sich aus den griechischen Verben *spageín* (= trennen) und *ageireín* (= verbinden) zusammensetzt und Hinweis gibt auf die besonderen Herstellungsverfahren spagyrischer Heilmittel: Zerkleinerte Pflanzenteile werden gereinigt, mit Backhefe vergoren oder mit Weingeist versetzt und kokobiert, das heißt: in geschlossenem Kreislauf wiederholt destilliert; der insofern „geläuterte" oder „erhöhte" Rückstand wird bei etwa 400 Grad Celsius verglüht, die verbleibende Asche wird in destilliertem Wasser aufgelöst; letztlich wird das Ganze mehrfach filtriert.

In ähnlicher Weise werden Salze, Metalle, auch Blut, Urin, Kot und andere Körperflüssigkeiten sowie bestimmte

Gewebe- und Organteile verascht und in Wasser gelöst. Bei dem aufwändigen und nach verschiedenen Ritualmaßgaben vorgenommenen Procedere werden kosmozyklische Abläufe – Stand von Sonne, Mond und Planeten – streng beachtet. Die in ganz unterschiedlicher Manier aus den entstehenden Stoffen hergestellten „Urtinkturen“ werden in homöopathieähnlicher Weise „potenziert“ (= verdünnt) und dem Patienten tropfenweise in Wasser oder auch eingearbeitet in Tabletten verabfolgt. Äußerlich werden sie für Umschläge, Kompressionen und dergleichen verwendet. Als Wirkträger der Spagyrika gelten nicht die jeweiligen Inhaltsstoffe, sondern die durch das besondere Fertigungsverfahren entwickelten „metaphysischen Kräfte“.

Die „moderne“ Spagyrik, wie sie bis heute in Alternativheilkreisen betrieben wird, geht auf den selbstberufenen Wunderheiler Carl-Friedrich Zimpel (1801-1879) zurück – ein Eisenbahnangestellter ohne die geringste medizinische Qualifikation –, der sich autodidaktisch mit Astrologie und verschiedenen Heiltraditionen vertraut gemacht hatte.

Zimpel war besessen von der alchimistischen Idee, ein „Universalmittel“ zur Heilung aller Krankheiten und zur Verlängerung des Lebens zu finden. Er entwickelte 21 aus zahlreichen Einzelkomponenten zusammengesetzte Präparate, die er nach spagyrischer Vorschrift (respektive dem, was er dafür hielt) herstellte. Obgleich Zimpel keinerlei Wirknachweis für seine Heilmittel erbringen konnte, fanden diese doch weite Verbreitung. 1925 wurde ein eigenes Pharmaunternehmen zur industriellen Herstellung spagyrischer Heilmittel begründet. Im Dritten Reich wurde die Spagyrik als „Volksheilweise“ ausdrücklich gefördert.

Heute sind mehrere hundert Präparate unterschiedlicher Hersteller im Handel, die gegen jedes nur denkbare Problem eingesetzt werden: von Allergien, Arthrosen und Augenenentzündungen über Magen-, Leber- und Nierenerkrankungen hin zu Bluthochdruck, Bronchitis und Rheuma. Gelegentlich werden Spagyrika auch individuell von Apothekern oder Alternativheilern selbst hergestellt. Einen unabhängigen Wirknachweis gibt es bei den modernen Präparaten ebensowenig wie bei Zimpels Originalmitteln.

## Clustermedizin

Eine Sonderform der Spagyrik stellt die so genannte Clustermedizin dar. Entwickelt von dem schwäbischen Heilpraktiker Ulrich-Jürgen Heinz (* 1941) soll der in Kurzform als „CM" bekannte Ansatz bei allen körperlichen und seelischen Erkrankungen hilfreich sein.

Heinzens Maßgaben zufolge werden verschiedene Proben von Blut, Urin und anderen Körperflüssigkeiten des Patienten über Erhitzung kristallisiert. Aus den dabei entstehenden fraktalgeometrischen Mustern wird ein „numerischer Code" erstellt, der die Gesamtheit des Patienten vergegenwärtige. Der „Code" wird nun mit anderen, in einer eigenen Datenbank gespeicherten Kristallisationsmustern verglichen und damit „entschlüsselt", was Folgerungen auf Krankheiten, organische Störungen, Toxinbelastungen, Vitamin- und Mineralienmangel zulasse; selbst künftige Erkrankungen, für die es noch keinerlei Anzeichen gibt, seien auf diese Weise erkennbar.

Der entschlüsselte „Code" ermögliche zudem objektive Erkenntnis, welche Heilmittel einzusetzen seien: über einen Zeitraum von sechs bis zwölf Monaten werden insofern spagyrisch hergestellte und homöopathieähnlich aufbereitete Präparate aus Pflanzenteilen, Metallen und körpereigenen Substanzen wie Kot, Urin, Ohrenschmalz oder Schweiß verordnet, die dem Körper sein „Störprofil" zurückgeben und ihn dadurch zur „Selbstkorrektur" anregen sollen.

In den spagyrischen Präparaten seien „keine Substanzen mehr enthalten, sondern nur noch die in das Wasser kopierten Informationen. Der Körper wird also nicht mit Substanzen in vorgegebene Reaktionen manipuliert, sondern er bekommt Informationen über seinen eigenen Stoffwechsel geliefert, die er mit seinen eigenen Möglichkeiten und nach eigenen Bedürfnissen dann selbst umsetzt."

Tatsache ist: es gibt keinerlei unabhängigen Hinweis darauf, dass sich aus der clustermedizinischen Kristallisationsanalyse irgendeine ernstzunehmende Erkenntnis herleiten ließe. Die Behauptung Heinzens, das von ihm erfundene Verfahren sei in der Lage, „ein Abbild der gesundheitlichen Wirklichkeit" eines Patienten „unter Berücksichtigung von 370 Organen, Geweben und psychosomatischen Charakteristika, 35.000 organischen Funktionen, Störungen, Keimen und Diagnosen in 143.000 Unterarten" zu liefern, was exakt 13.800.000 diagnostische Aussagen erlaube, entbehrt jeder vernünftigen Grundlage.

Da Clustermedizin als alleinige Maßnahme auch bei schwerwiegenden Erkrankungen empfohlen wird, besteht die Gefahr massiver Folgeschäden, wenn auf gesicherte Diagnose und Therapie verzichtet wird.

# 27. T'ai-Chi / Qi-Gong

Der taoistische Begriff T'ai-Chi, auch Taiji geschrieben, bedeutet „Das letztgültige Höchste" und bezeichnet eine exakt festgelegte Abfolge ineinander fließender Körperbewegungen, die in meditativem Zeitlupentempo ausgeführt werden.

Die Übungsfolge stellt in stilisierter Form den Kampf mit einem imaginären Gegner dar („Schattenboxen"), die einzelnen Bewegungen lassen sich als Angriffs- beziehungsweise Rückzugs- oder Verteidigungsgebärden (Yang/ Yin) deuten. Ziel der Übung ist es, die in ebendiesen Gebärden sich ausdrückenden gegensätzlichen Pole von Yang und Yin zu harmonisieren und dadurch den Fluss der Lebensenergie (Chi oder Qi) anzuregen: dem Rhythmus des Atems folgend geht eine „männliche" Yang-Bewegung (Angriff) stets in eine „weibliche" Yin-Bewegung (Rückzug) über und umgekehrt. Je nach Stilrichtung umfasst die gesamte Übungsfolge zwischen 30 und 180 Einzelbewegungen, der Ablauf dauert zwischen fünf und fünzehn Minuten.

Obgleich die Bewegungsfolge traditionell in langsamster und exakt choreographierter Form geübt wird, sollen die einzelnen Elemente auch für tatsächlichen Zweikampf verwendbar sein. (Tatsächlich hat die kontemplative Übung des T'ai-Chi mit der Kampfdisziplin T'ai Chi Ch'uan, mit der sie oft ineins gesetzt wird, nichts zu tun; letztere entspricht weitgehend dem paramilitärischen Nahkampfsystem des Kung-Fu.)

T'ai-Chi ist festverankerter Bestandteil des chinesischen Gesundheitswesens, dessen Tradition angeblich weit über 5000 Jahre zurückreicht. Die heute in China weithin gebräuchlichen Übungsformen wurden allerdings erst in der zweiten Hälfte des 19. Jahrhunderts zusammengestellt.

Im deutschsprachigen Raum fand T'ai Chi Ende der 1970er Jahre erste Anhänger, inzwischen zählt die chinesische Bewegungsmeditation zum Standard an Volkshochschulen, Fitnesscentern und Reha-Einrichtungen.

T'ai-Chi stellt sich als umfassendes präventives und therapeutisches System dar, durch regelmäßiges Üben ließe sich jedwedes körperliche oder seelische Problem mühelos umgehen beziehungsweise beheben; insbesondere bei sexuellen Funktionsstörungen komme der Übung des T'ai-Chi wundersame Wirkkraft zu. Mancher Autor spricht gar von übernatürlichen Fähigkeiten, die der Übende erlange.

Die Beschreibung einer T'ai-Chi-Bewegung liest sich wie folgt: „Wir drehen den Oberkörper leicht nach rechts und verlagern das Körpergewicht auf das rechte Bein. Gleichzeitig erheben wir die rechte Hand auf Brustkorbhöhe, während die linke Hand nach unten kreist, bis die nach oben weisende Handfläche der linken Hand und die nach unten weisende der rechten Hand einander gegenüberliegen, als ob sie einen Ball hielten. Das linke Bein ziehen wir dabei an das rechte Bein heran, wobei die Spitze des linken Fußes neben der Sohle des rechten Fußes den Boden berührt."

Unbestritten kann die kontemplativ ausgeführte Bewegungsfolge des T'ai-Chi wertvolle Dienste leisten als Technik zur Entspannung oder auch zur Entwicklung und Förderung von Körperbewusstsein. Die Behauptungen über ihren therapeutischen Wert – jenseits des präventiven und kurativen Wertes regelmäßiger Bewegung an sich – müssen allerdings als weit übertrieben gelten; außer unüberprüfbaren Anekdoten liegt nichts zu deren Beleg vor.

Für die Existenz irgendwelcher Chi-Kräfte, die durch die Übung des T'ai Chi angeregt werden sollen, gibt es bis heute keinerlei Anhaltspunkt, der Vorstellung eines Flusses solcher Kräfte im Organismus kann bestenfalls metaphorischer Charakter zukommen.

## Qi-Gong

Dem T'ai Chi nahe verwandt ist das chinesische Gesundheitssystem des Qi-Gong (chin. = Arbeit an/mit der Energie), auch als Chi-Kung, Nei-Gong, I-Chuan, Dao-Yin und unter zahllosen anderen Namen bekannt, dem gleichfalls präventive und therapeutische Wunderwirkung zugeschrieben wird. Qi-Gong, dessen Wurzeln angeblich mehr als 7000 Jahre zurückreichen, wird als Ursprung chinesischer Philosophie und Medizin beschrieben, auch T'ai Chi und das Kampfsystem des Kung Fu sollen darin begründet sein. Belege für diese Behauptungen gibt es nicht.

Im deutschsprachigen Raum wird Qi-Gong seit Anfang der 1990er praktiziert, viele der inzwischen unzähligen Anbieter haben eine Ausbildung bei „Großmeister" Zhi-Chang Li (*1942) absolviert, der über sein Münchener Institut regelmäßig Wochenendkurse zum „Zertifizierten Qi-Gong-Meister" veranstaltet. Die Übungen des Qi-Gong sind sehr viel leichter und schneller zu erlernen als die komplizierten T'ai-Chi-Formen, was einer (Selbst-)Graduierung zum „Meister" entgegenkommt. Es existieren zahllose Qi-Gong-Übungsreihen – von Huo-lung-kung (Feuerdrachen) bis Hu-pung-kung (Tigerschritt) –, die jeweils eine Folge bis ins Detail vorgeschriebener aber vergleichsweise simpler Körper- und Atemübungen darstellen.

Ziel ist der freie Fluss von Qi-(= Ki = Chi)-Lebensenergie: „Wir stehen in einem lockeren schulterbreiten Stand. Die Füße sind leicht eingedreht und wir atmen ruhig durch die Nase. Die Arme hängen locker an den Schultern nach unten. Aus dieser Haltung sitzen wir langsam leicht ein und führen die Unterarme ebenso langsam nach oben in eine waagrechte Position. Die Handflächen zeigen dabei nach unten. Die rechte Hand streicht, die Handfläche zur linken Hand gerichtet, unter dem linken Unterarm bis zum Ellbogen. Jetzt führen wir die linke Hand auf Höhe des Kopfes nach vorne und die rechte Hand nach unten auf Höhe des Hüftknochens. Dabei wird der linke Fuß so weit wie möglich nach vorne geschoben und in eine Linie vor den rechten Fuß gesetzt. Die Hände nehmen nun die Form der Drachenkralle an und der Blick bleibt auf die vordere Hand zwischen Daumen und Zeigefinger gerichtet." Diese Endstellung sei so lange wie möglich zu halten, dann sei die Übung zur anderen Seite hin zu wiederholen.

In der Reihe der „Pao-chien-kung-Übungen zur äußeren Kräftigung" muss „die Zunge am äußeren Zahnfleisch nach rechts oben und links unten 18-mal hin- und herbewegt werden. Der gesammelte Speichel bleibt zuerst in der Mundhöhle, wird 38-mal durch den Mund gespült und dann in einzelnen Portionen nacheinander geschluckt."

Eine weitere Übung aus dieser Reihe dient zur „Beseitigung der Impotenz und des vorzeitigen Samenergusses": „Zuerst werden die Handteller warmgerieben, und dann wird mit der linken Hand die Nabelgegend 100-mal kreisförmig massiert; dann in entgegengesetzter Richtung mit der rechten Hand. Dabei muss der Übende mit der freien Hand den Hodensack halten."

Neben den Körperübungen des Qi-Gong werden für Fortgeschrittene auch „autogene" Übungsreihen angeboten, die sich zur Freisetzung der Qi-Energie ausschließlich konzentrativer oder imaginativer Kräfte bedienen.

Für die behaupteten Wirkungen von Qi-Gong – die Übungen sollen mithin bei Bluthochdruck, Herzrhythmusstörungen oder Rheuma höchst hilfreich sein – gibt es keinerlei ernstzunehmenden Beleg. Allenfalls kann den Übungen ein unspezifischer Entspannungseffekt zugeschrieben werden.

# 28. Urintherapie

Gepriesen als Wundermittel aus der „Apotheke der Natur" wird unter Anhängern alternativer Heilverfahren der so genannten „Urintherapie" großer Wert zugemessen, bei der Urin – der eigene, wahlweise aber auch der von Kühen, Schafen oder sonstigen Tieren – auf die Haut aufgetragen, intramuskulär injiziert oder in verschiedenen Quanten getrunken wird.

Eine urintherapeutische Behandlung, wie es in einem einschlägigen Lehrbuch heißt, sei „höchst effektvoll bei allen Erkrankungen, denen eine allergische Veranlagung zugrunde liegt, vor allem bei Autoimmunerkrankungen". Der Vorteil liege in der Wirtschaftlichkeit und in der einfachen Anwendung, bei Einsatz von Eigenurin sei überdies keine Allergentestung vonnöten.

Anderweitig wird vor allem bei entzündlichen Erkrankungen zu Urintherapie geraten: „Ein besseres Mittel, das Entzündungen hemmt, reinigt und desinfiziert, dazu die Temperatur senkt und das alles ohne Nebenwirkungen, gibt es in einer Apotheke nicht zu kaufen." Zudem sei Urin ein hervorragender Träger von Vitaminen, Mineralstoffen und Spurenelementen.

Auch zur Prophylaxe sowie zur „allgemeinen Energetisierung" wird die regelmäßige Einnahme von Urin – „ein Glas gleich nach dem Aufstehen" – anempfohlen. Der erste Strahl am Morgen sei insofern mit der meisten Energie aufgeladen. Zur Geschmacksverbesserung könne etwas Zitronen- oder Apfelsaft zugesetzt werden.

Wer sich scheut oder ekelt, Urin zu trinken und über keine Möglichkeit der Injektion verfügt, kann zu einer weiteren Einnahmevariante greifen: der Urin wird hierbei „mit Hilfe des kleinen Fingers in beide Nasenlöcher eingeschnupft und dies etwa drei- bis viermal wiederholt. Diese Möglichkeit bietet sich an, wenn kein Gefäß zur Verfügung steht, indem man den Finger in den Urinstrahl hält – ideal für unterwegs." Die Wirkung stelle sich jedenfalls nach wenigen Sekunden ein: „man fühlt sich frischer und energetischer".

Zur allgemeinen „Stärkung des Immunsystems" wird zu regelmäßigen Urin-Fußbädern geraten, die ganz nebenher Fußpilz, Warzen und Hühneraugen zum Verschwinden brächten. Zumindest einmal monatlich solle ein Urin-Vollbad genommen werden. Hierzu benötige man wenigstens zwei Liter Urin pro Wanne, den man zu diesem Zwecke über mehrere Tage hinweg in einem geschlossenen Gefäß sammeln könne.

Ernstzunehmende Belege für eine therapeutische Wirkung des Urins gibt es nicht. Auch die stete Bezugnahme auf „Volksweisheiten" oder auf die „traditionellen Heilersysteme" Indiens, Tibets oder Chinas, in denen Urin in der Tat eine zentrale Rolle spielt, kann diesen Mangel nicht ausgleichen. Ebensowenig können das die vielfach angeführten und auf ihren Wahrheitsgehalt hin völlig unüberprüfbaren Fallgeschichten und Anekdoten, einschließlich des wiederkehrenden Verweises auf den früheren indischen Ministerpräsidenten Morarji Desai, der täglich eine Tasse Eigenurin getrunken habe und ebendeshalb 99 Jahre alt geworden sei.

Tatsache ist, dass es durch die Verabfolgung von Urin zu schweren Infektionen oder Vergiftungserscheinungen kommen kann. Die weitverbreitete Auffassung, Urin sei „medizinisch steril", seine Verwendung könne insofern als „Basistherapie bei fast allen Leiden" gelten, ist gefährlicher Unsinn. Selbst das oben erwähnte Lehrbuch, in dem von der „prinzipiellen Keimfreiheit frischen Urins“ die Rede ist, schränkt ein: „Befinden sich im Urin Eiterbeimischungen, verbietet sich die innere Anwendung. Dann lässt sich der Urin höchstens zu homöopathischen Substanzen aufbereiten.“

Über den Harnleiter abgelassener Urin ist zwangsläufig bakteriell besetzt, da die unteren Harnwege selbst von Bakterien besiedelt sind. Keimfrei wäre er nur dann, wenn er, organische Gesundheit des Spenders vorausgesetzt, durch eine Punktion direkt aus der Blase gewonnen würde. Je länger der Urin absteht, desto höher und damit pathogener wird die Bakteriendichte.

Desungeachtet wird von Alternativheilern quer durch die Republik die besondere „Heilkraft des Urins“ beschworen, die über den 1994 erschienenen Bestseller *Ein ganz besonderer Saft* der Journalistin Carmen Thomas (* 1946) weithin bekannt wurde. In der einschlägigen Literatur ist die Rede davon, Urin helfe gegen „Asthma, Bronchitis, chronische Erkrankungen, Durchfall, Erkältungen und so fort durch das ganze Alphabet“, es finden sich Ratschläge wie uringetränkte Kopfwickel gegen Migräne oder entsprechend präparierte Tampons bei Scheidenentzündung. Tägliches Gurgeln mit frischem Urin erhalte die Gesundheit von Hals, Nase und Ohren bis ins hohe Alter, Infektionserkrankungen wie Scharlach oder Diphtherie könnten mit Urin einfach weggegurgelt werden.

Auch zur symptomatischen Behandlung äußerer Erkrankungen gebe es kein probateres Heilmittel als frischen Urin: bei Allergien oder Neurodermitis etwa zeitige er, großflächig auf die betroffenen Hautpartien aufgetragen, hervorragende Ergebnisse. Hartnäckigster Juckreiz könne im Handumdrehen zum Verschwinden gebracht werden.

Bei Sehproblemen empfehle es sich, „mehrmals täglich Eigenurin in die Augen zu träufeln“; was in vielen Fällen das Tragen einer Brille erübrige. Bei Hörproblemen sei es ratsam, Ohrmuschel und Gehörgang mit in Urin getränkten Wattestäbchen auszureiben.

Besonders wirksam sei es auch, bei Haarausfall die betroffenen Stellen mit Urin einzureiben. Zu diesem Zwecke eigne sich allerdings kein frischer Urin, sondern nur Urin, der zumindest drei Tage in einem luftdicht abgeschlossenen Behältnis gereift sei. Zwei- bis dreimal pro Woche auf den kahlen Stellen verteilt sorge er dafür, dass garantiert neue Haare wüchsen.

Auch von Fastenkuren ist in der einschlägigen Literatur die Rede, bei denen über drei bis vier Wochen nur Urin und Wasser getrunken wird. Urintherapie wird insofern als „Jungbrunnen“ beschrieben, als „einzigartige Revitalisierung von Körper, Geist und Seele“. Tatsächlich sind solche „Kuren“ hochriskant: sie können über die stete Rückführung bereits ausgeschiedener Harnstoffe massive Nierenprobleme hervorrufen.

# 29. Yoga

Der Begriff Yoga stammt aus der altindischen Gelehrtensprache des Sanskrit und bedeutet soviel wie „Anbindung" oder „Vereinigung"; das Wort „Joch" geht auf dieselbe Sprachwurzel zurück. Yoga gilt als Sammelbegriff für verschiedene philosophische und religiöse Traditionen des indischen Kulturraumes. Grundanliegen ist die „Rück-Bindung (re-ligio) zum Göttlichen".

Die ältesten bekannten Zeugnisse des Yoga, die so genannten Upanishaden, sind über dreieinhalbtausend Jahre alt. Den bedeutendsten Text stellt die Bhagavad Gita dar, ein Lehrgedicht aus dem 3. Jahrhundert u. Z., in dem die vier Hauptformen des Yoga vorgestellt werden: Jnana-Yoga der spirituellen Transzendenz, Bhakti-Yoga der liebevollen Hingabe, Karma-Yoga der sozialen Pflichterfüllung sowie Raja-Yoga der inneren Konzentration.

Aus dem „Achtgliedrigen Pfad" des Raja-Yoga leitet sich der Hatha-Yoga körperlicher Vervollkommnung her. Nach hinduistischer Auffassung sind die einzelnen Wege des Yoga nicht voneinander zu trennen, im Westen allerdings werden überwiegend die Körper- und Atemübungen des Hatha-Yoga praktiziert.

Yogisches Gedankengut war erstmalig Ende des 19. Jahrhunderts nach Europa gelangt. Mitte der 1930er wurde die erste Yoga-Schule in Deutschland gegründet, erst Ende der 1960er aber wurde Yoga richtig populär.

Wesentlichen Anteil hieran hatte die Subkultur der „Flower-Power-Generation" mit ihrer ausdrücklichen Hinwendung zu östlicher Philosophie und Religion. Die Kontakte der Beatles und anderer Popgrößen zu indischen Gurus ließen Yoga in den USA und in Westeuropa zu einer Art Kultbewegung der frühen 1970er werden. Auch im deutschsprachigen Raum etablierten sich dutzende von Yogazentren. Teilweise standen diese Zentren unter der Leitung seriöser indischer Yoga-Lehrer, teils wurden sie aber auch in unverantwortlicher Weise von selbsternannten „Yogis" aus dem Westen betrieben.

Anfang der 1980er ließ der „Yoga-Boom" deutlich nach, die Mehrzahl der privaten Yoga-Schulen verschwand von der Bildfläche. Im öffentlichen Gesundheits- und Bildungswesen indes hatte Yoga sich längst einen festen Platz erworben, in Kurkliniken und Volkshochschulen zählt Yoga-Unterricht bis heute zum Standardangebot.

Yoga als „körpertherapeutischer" Ansatz geht davon aus, dass die meisten Krankheiten durch falsche Haltung, Atmung und Ernährung entstehen.

Es werden daher drei Hauptpraktiken angewandt: Körperstellungen (Asanas), Atemkontrolle (Pranayama) und innerliche Reinigungen (Kriyas), deren disziplinierte Übung zu umfassender Gesundheit beitrage.

Darüber hinaus bietet Yoga einen umfänglichen Katalog an Lebensregeln (Niyama), Meditationsübungen (Dhyana) sowie eine ausgefeilte Ernährungslehre. Yoga versteht sich in erster Linie als präventiv zu praktizierendes Gesundheitsprogramm, behandelt Probleme allerdings auch auf spezifischer Ebene.

Eine Yogastunde (20 bis 120 Minuten) besteht aus einer genau festgelegten Reihe von durchschnittlich 10 bis 36 Körperübungen (Asanas). Es werden langsam und in größter Konzentration verschiedene Positionen – stehend, kniend, sitzend oder auf dem Boden liegend – eingenommen und jeweils eine gewisse Zeit (10 Sekunden bis 3 Minuten) beibehalten.

Bestimmte Störungen und Erkrankungen werden mittels spezifischer Stellungen behandelt, insbesondere zur „Sublimation sexueller Triebe“ stehen aus einem Fundus von angeblich weit über acht Millionen detailliert beschriebener Übungen zahllose Möglichkeiten zur Auswahl.

Bei der Stellung Padangusthasana etwa sitzt man auf dem Boden und legt den rechten Fußknöchel auf den linken Oberschenkel; anschließend hebt man den Körper an und balanciert ihn nur noch auf den linken Zehen: „Pollution verschwindet innerhalb weniger Tage“.

Matsyendrasana beseitige Blähungen, Milz- und Lebererkrankungen sowie Diabetes mellitus, daneben würden sämtliche „Würmer zum Verlassen des Körpers gezwungen“: „Setzen Sie sich auf den Boden. Der linke Fuß wird auf den rechten Oberschenkel gelegt, so dass die Ferse nahe am Nabel ruht. Dann stellen Sie den rechten Fuß über das linke Knie auf den Boden. Der linke Arm wird um das rechte Knie herumgelegt, bis die linke Hand die Zehen des rechten Fußes fassen kann. Die rechte Hand greift dann um den Rücken herum zur linken Ferse.“

Die teils extreme Dehnung einzelner Körperteile solle ohne Ehrgeiz durchgeführt werden und stets unterhalb der Schmerzschwelle bleiben. Zu den „klassischen“ und im Westen gebräuchlichsten Asanas zählen der Schulterstand (Sarwangasana), der Kopfstand (Shirshasana) oder der Lotossitz (Siddhasana).

Fortgeschrittene Yoga-Praktiker führen zudem Atemübungen (Pranayama) durch, die vor allem in forciertem Atmen beziehungsweise willkürlichem Anhalten des Atems bestehen. Die traditionellen „inneren Reinigungsübungen“ (Kriyas) werden im Westen nur relativ selten praktiziert. Sie bestehen unter anderem darin, die Nasengänge oder den Darm mittels eines eingeführten Wasserschlauches zu säubern.

Westliches Kriya beschränkt sich meist auf einfachere Übungen wie etwa das rhythmische Ein- und Hochziehen des Magens (Uddiyana-Bandha). Auch das Singen von Meditationslauten (Mantras), vorzugsweise der Silbe „AUM“, ist Teil der Kriya-Übungen.

Im Rahmen eines therapeutischen Gesamtkonzepts können einzelne Yogaübungen durchaus gewinnbringend eingesetzt werden. Sie können zu Entspannung und zur Entwicklung von Körperbewusstsein beitragen und damit wertvolle Dienste zur Vorbeugung und Rehabilitation bestimmter Störungen und Erkrankungen leisten.

Die Behauptungen indes, Yoga sei nicht nur angezeigt bei jedweden körperlichen Problemen, sondern bei „allen psychosomatischen Erkrankungen, Depressionen, Schlafstörungen, Asthma, Drogensucht und verschiedenen neurotischen Problemen“, sind maßlose Übertreibung.

Ohne fachlich qualifizierte Anleitung kann Hatha-Yoga hochgefährlich werden: es können schwere Schäden etwa an der Wirbelsäule entstehen. Auch von Herzrhythmusstörungen wurde berichtet. Besonders abzuraten ist insofern von so genanntem „Power-Yoga“, bei dem die klassischen Asanas in schneller und sportiver Abfolge eingenommen werden.

Die Hyperventilationsübungen des Pranayama können zu einem Abfall der Kohlendioxidspannung im Blutplasma führen, wodurch es zu Bewusstseinseintrübungen bis hin zu massiven psychischen und psychosomatischen Störungen kommen kann.

Es versteht sich, dass Yoga nicht aus Lehrbüchern oder über TV-Sendungen beziehungsweise Videos erlernt werden kann.

# 30. Zelltherapie

Die Übertragung tierischer Zellen in den menschlichen Organismus ist seit Anfang der 1930er als komplementärmedizinisches Verfahren bekannt.

Bezeichnet je nach Betreiber und Schule als Biomolekular-, Frischzellen-, Organo-, Sicca-, THX-, Zell- oder Zytoplasmatische (Zell-)Therapie standen Idee und Methode seit je in der Kritik der wissenschaftlichen Medizin.

Als Begründer des Verfahrens gilt der schweizerische Klinikbetreiber Paul Niehans (1882-1971), der davon ausging, durch injizierte Zellen von Schafs- oder Rinderföten könnten beschädigte oder funktionseingeschränkte Zellen eines Empfängerorganismus ersetzt und dieser dadurch „revitalisiert“ werden. Diese Vorstellung entpuppte sich allerdings schnell als unhaltbar, da jedes körperfremde Material entweder vom Immunsystem angegriffen und zerstört oder aber verdaut und ausgeschieden wird. Als dies klar wurde, schwenkten die Befürworter auf eine andere Begründung um: Nun sollten es nicht mehr die Zellen selbst, sondern die in ihnen enthaltenen Substrate und Enzyme sein, die eine heilsame Wirkung erbrächten.

Eine Vielzahl an Frischzellsanatorien wurde begründet, in denen die Patienten mit Zellmaterial aus den Organen fötaler Tiere sowie aus Drüsenorganen geschlachteter Jungtiere, vor allem der Thymusdrüse, behandelt wurden. Als Indikationen galten angeborene und krankheitsbedingte Funktionsstörungen von Organen und Organsystemen, altersbedingte Funktionseinschränkungen sowie Tumorerkrankungen jeder Art. Versetzt mit synthetischen Hormonen und Vitaminen sollten die Frischzellen gegen buchstäblich jede Art von Krankheit und Funktionsstörung helfen, letztlich sogar den Alterungsprozess umzukehren imstande sein.

Schon in den 1950ern wurden schwere Schädigungen durch frischzelltherapeutische Behandlungen beschrieben: allergische Schockreaktionen, Magenblutungen, Leberzirrhosen, Herzinfarkte; es gab eine erschreckend hohe Zahl dokumentierter Todesfälle.

Eine vernichtende Stellungnahme der Bundesärztekammer von 1957 konnte die weitere Ausbreitung des Verfahrens, das vor allem die Möglichkeit einer „Verjüngung" des Organismus suggerierte, jedoch nicht aufhalten: Frischzellentherapie boomte.

Zu den bekanntesten Werbeträgern zählten begeisterte Nutzer wie Konrad Adenauer oder der spätere Fußballnationaltrainer Helmut Schön.

Massive Nebenwirkungen bei ausbleibendem Erfolg führten in den 1970ern zu einem schleichenden Niedergang, den eine weitere Stellungnahme des Wissenschaftsbeirates der Bundesärztekammer von 1976 beschleunigte: In Anbetracht des bisher nicht erbrachten Nachweises der Wirksamkeit der Zelltherapie, so die Kammer, sei es nicht gerechtfertigt, diese als wissenschaftlich begründetes Heilverfahren anzuerkennen.

Des hohen Infektionsrisikos wegen wurde von der Weltgesundheitsorganisation (WHO) eine besondere Warnung vor dem Verfahren ausgesprochen. 1997 wurden Herstellung und Verkauf von Frischzellen in Deutschland durch das Bundesgesundheitsministerium verboten, im Jahr 2000 wurde das Verbot indes durch das Bundesverfassungsgericht wieder aufgehoben: Die Frischzellenpräparate, so der Richterspruch, seien keine Medikamente, da sie nicht über Apotheken in Verkehr gebracht würden. Vielmehr würden sie direkt in den jeweiligen Kliniken hergestellt und dort an die Patienten verabfolgt. Zulassung beziehungsweise Verbot oblägen insofern nicht dem Bund sondern den Ländern. Zu den Gesundheitsrisiken der Zelltherapie äußerte sich das Gericht nicht.

In der Alternativmediziner- und Heilpraktikerszene lebt die ebenso nutzlose wie gefährliche Zelltherapie bis heute fort. Zum Einsatz kommt insbesondere die so genannte „Zytoplasmatische (Zell-)Therapie“, entwickelt schon in den 1950er Jahren von dem Medizinaußenseiter Karl Theurer, bei der das potentiell allergieauslösende Fremdeiweiß aus den eingesetzten Zellpräparaten angeblich herausgefiltert ist.

Verwendet werden in erster Linie Fertigpräparate, die frei im (Internet-)Handel erhältlich sind. Die Präparate werden aus Plazentamaterial trächtiger Kühe sowie Leber-, Lungen-, Nebennieren-, Knochenmark-, Darmschleimhaut-, Nabelschnurmaterial und Hoden un- oder neugeborener Stierkälber gewonnen. Das den getöteten Tieren entnommene Zellmaterial wird zerkleinert, gesiebt und in flüssigem Stickstoff tiefgefroren, anschließend wird es in einem patentierten Verfahren einer Säuredampf-Vakuum-Hydrolyse unterzogen. Durch weitere Lyophilisierung (= Gefriertrocknung) entstehen so genannte Trockensubstanzen, aus denen über Wasserzusatz Injektionslösungen verschiedener Konzentrationsstufen hergestellt werden.

Die jeweiligen Lösungen gibt es als Einzel- oder als Kombiorganpräparate, als „Ursubstanzen“ oder homöopathisch verdünnt, mit und ohne subpharmakologische Zusätze. Daneben werden auch Salben, Tropfen und Kapseln mit Rinderzellen vertrieben.

Nicht nur bei Krebserkrankungen sei Zytoplasmatische Therapie das Verfahren der Wahl, vielmehr auch und insbesondere bei degenerativen Gelenksveränderungen und vorzeitigem Altern (Anti-Aging-Therapie).

Tatsache ist: Zellprodukte gleich welcher Art sind alles andere als harmlos. Vor allem jene Präparate, die in Form intramuskulärer Injektionen verabreicht werden, können zu dramatisch verlaufenden allergischen Reaktionen bis hin zum tödlichen Schock führen. Zudem kann das eingebrachte Fremdeiweiß das so genannte Guillan-Barré-Syndrom auslösen, eine Erkrankung, die in Form einer Polyradikuloneuritis die Nerven der Rückenmarkswurzeln beschädigt und mit aufsteigendem Verlauf zur vollständigen motorischen Lähmung des Patienten führen kann. Entgegen aller Behauptung können auch aus zytoplasmatischen Präparaten die Allergene nicht entfernt werden. Die Warnung der WHO hat bis heute Gültigkeit.

Mit der Transplantation adulter oder geklonter Stammzellen (einschließlich der ethisch äußerst umstrittenen Verpflanzung embryonaler Stammzellen) haben die komplementärmedizinischen Zelltherapien nach Niehans oder Theurer nichts zu tun.

# Nachwort

Das Nachwort kann kurz ausfallen: Seien Sie auf der Hut, wenn Sie mit einem der vorstehend beschriebenen Verfahren in Kontakt kommen.

Bleiben Sie skeptisch, wenn Ihnen Ihr Arzt oder Heilpraktiker eines davon anrät oder an Ihnen anwenden will. Das Risiko ist zu groß, dass Sie eine falsche oder irreführende Diagnose erhalten und/oder durch den Einsatz einer der genannten Praktiken der rechte Zeitpunkt zum Einsatz einer verfüglichen und sinnvollen Therapie verzögert oder verhindert wird.

Bis auf wenige Ausnahmen – Phytotherapie, T'ai-Chi oder Yoga –, denen ein gewisser Wert zugesprochen werden kann und über einen allemal möglichen unspezifischen Placeboeffekt hinaus bewirken die so genannten Alternativheilverfahren bestenfalls überhaupt nichts; schlimmstenfalls können einzelne davon schweren Schaden anrichten.

Skepsis ist allemal geboten, wenn von „Schwingungen" oder „Lebensenergien" die Rede ist, die da „gemessen", „gesteigert" oder „harmonisiert" werden sollen; desgleichen, wenn das jeweilige Verfahren als „sanfte", „unkonventionelle", „komplementäre", „biologische", „natürliche", „spirituelle" oder sonstig alternative „Erfahrungs"-Heilkunde angepriesen wird, die insofern der „Schulmedizin" turmhoch überlegen – oder zumindest ebenbürtig – und zudem völlig nebenwirkungsfrei sei. In der Regel soll durch derlei Begriffe lediglich verschleiert werden, dass das jeweilige Verfahren nicht oder nicht ausreichend belegt ist.

Insbesondere der in der Szene ständig anzutreffende Begriff der „Ganzheitlichkeit“, meist verbunden mit „... von Körper, Geist und Seele“, der ein umfassenderes Herangehen suggeriert, als dies die wissenschaftlich abgesicherten Ansätze zu bieten haben, ist reine Phrase.

Verdächtig ist auch, wenn Anbieter stets nur Anekdoten wundersamer Heilungsverläufe vortragen oder Heilsbekundungen begeisterter Patienten zitieren, anstatt seriöse und nachprüfbare Untersuchungen vorzuweisen. Jedenfalls Abstand zu halten ist von Anbietern, die ihre diagnostischen oder heilerischen Fähigkeiten von „höherer Warte“ – von Engeln, Jesus, Gott oder aus dem Kosmos – bekommen haben wollen oder die Praktiken verwenden, die die Gesetze von Physik, Chemie oder des „gesunden Menschenverstandes“ außer Kraft setzen.

Grundsätzlich ist von Verfahren abzuraten, die sich bislang einer ernsthaften Wirksamkeitsüberprüfung entzogen haben beziehungsweise keinen ausreichenden Wirksamkeitsnachweis vorlegen können. In der Tat fehlt für die große Mehrzahl der beschriebenen Verfahren jeder stichhaltige Wirkbeleg. Entsprechende Untersuchungen wurden von ihren Befürwortern entweder nie angestellt oder aber in quantitativ und/oder qualitativ nur unzureichendem Maße. Unabhängige Überprüfungen außerhalb des jeweiligen Bezugsrahmens fielen durchwegs alles andere als überzeugend aus.

Neben den vorstehend angeführten Verfahren gibt es eine Vielzahl weiterer Ansätze und Praktiken, denen mit größter Vorsicht zu begegnen ist: ACE-Therapie, ACU-Impulse-Therapie, Aurikulotherapie, Bioelektronik, Biopulsarreflexographie, Cancelltherapie, Chelatverfahren, Chiropraktik, Chitosantherapie, Colon-Hydro-Therapie, Di Bella-Therapie, Dorn-Therapie, Dunkelfelddiagnostik, Eigenblutzytokintherapie, Elektroneutraltherapie, Energetische Terminalpunkt-Diagnose, Essiactherapie, Eugemedtherapie, Frequenztherapie, Germanische Neue Medizin,

Hong-Qu-Therapie, Horvi-Enzymtherapie, Hydrazinsulfattherapie, Hyperbare Ozontherapie, Iatrochemie, Induktionstherapie, Irisdiagnostik, Isopathie, Krebiozentherapie, Mahuangtherapie, Mikrobiologische Therapie, Neurotopische Therapie, Ölziehen, Organhydrolysattherapie, Orthobionomie, Oxyvenierungstherapie, Permanentmagnettherapie, Pflanzengeistmedizin, Plasmaprintverfahren, Polaritätstherapie, Procaintherapie, Quantum-Therapie, Sauerstoffmehrschritttherapie, Serumtherapie, Spenglersantherapie, Thermoregulationsdiagnostik, Tian-Xian-Therapie, Urmedizin nach Konz, Vegetotherapie, Vitaflextherapie, Vitalfeldtherapie, Zellentsäuerungstherapie, Zellularpathologische Therapie, Zilgrei-Therapie und zahllose andere. Nichts davon ist empirisch ausreichend abgesichert – wenn überhaupt irgendeine Empirie vorliegt –, nichts davon taugt zu seriöser Diagnosestellung oder Heilbehandlung.

Auch das viel zitierte Schlagwort „Wer heilt, hat recht“ kann nicht zur Bestätigung der Alternativheilverfahren herangezogen werden. Tatsächlich heilen diese – über besagten Placeboeffekt hinaus – gar nichts. Vielmehr beruhen die ständig angeführten „Erfolge“ der alternativen Methoden in der Regel darauf, dass unterschiedlichste Beeinträchtigungen der Gesundheit nach einer Zeit „von selbst“ wieder verschwinden, ohne dass sie in irgendeiner Weise behandelt worden wären. Menschen mit derlei Beeinträchtigung suchen häufig „alternative“ Heiler auf, die dann, ebenso wie sie selbst, natürliche oder spontane Heilungsverläufe beziehungsweise zyklische Besserungen als Ergebnis der jeweiligen „Behandlung“ interpretieren. Da die alternativen Verfahren einen Heilerfolg stets nur „langfristig“ in Aussicht stellen, kann eine „irgendwann“ eintretende Besserung allemal der jeweiligen Behandlung zugutegeschrieben werden, auch wenn diese mit dem Heilungsverlauf überhaupt nichts zu tun hat.

Abzuraten ist ferner von Anbietern, die über kein abgeschlossenes akademisches Fachstudium verfügen. Ausreichende Qualifikation des Therapeuten und Wirksamkeitsnachweis des eingesetzten Verfahrens geben zwar keine Garantie für Erfolg, aber das Risiko seitens des Rat- und Hilfesuchenden ist minimiert.

Besondere Vorsicht sollte man walten lassen bei der Konsultation von Heilpraktikern. Diese verfügen zwar über eine formale Berechtigung zur Ausübung der Heilkunde, ihre Ausbildung kann indes dem Anspruche seriöser Heilbehandlung nur sehr unzureichend genügen. Heilpraktiker erwerben ihre fachliche Kenntnis in der Regel über eine der staatlich weder überprüften noch anerkannten Heilpraktikerschulen; viele auch per Fernkursus oder im Selbststudium.

Bei ihrer Überprüfung durch die Gesundheitsbehörde müssen sie keinerlei heilkundliche Ausbildung oder Qualifikation nachweisen. Die Überprüfung, von Bundesland zu Bundesland unterschiedlich gehandhabt, sieht laut Heilpraktikergesetz von 1939 lediglich die Festellung vor, ob die antragstellende Person eine „Gefahr für die Volksgesundheit“ bedeuten könne, ob also der angehende Heilpraktiker weiß, was er als solcher nicht darf: Ausübung von Gynäkologie und Zahnheilkunde, Behandlung meldepflichtiger Infektionskrankheiten, Behandlung im Umherziehen und anderes mehr. Eine inhaltliche Überprüfung findet, wenngleich der Fragenkatalog sich aufgrund verschiedener Durchführungsverordnungen in den zurückliegenden Jahren etwas verschärft hat, nur in sehr oberflächlicher Weise statt. Im schriftlichen Teil wird eine Liste an Fragen zu Berufs- und Gesetzeskunde sowie zu medizinischen „Grundkenntnissen“ abgehakt – überwiegend im *multiple choice*-Verfahren –, 75 Prozent davon müssen richtig beantwortet werden. Es folgt ein 20-minütiges Gespräch mit dem Amtsarzt. Eine praktische Prüfung ist nicht vorgesehen.

Für die Zulassung zur amtsärztlichen Überprüfung gibt es nach Paragraph 2 der Durchführungsverordnung zum Heilpraktikergesetz außer der Erfordernis sittlicher Zuverlässigkeit und gesundheitlicher Eignung keine weitere Bedingung: es reicht, deutscher beziehungsweise EU-Staatsbürger, über 25 Jahre alt und Hauptschulabsolvent zu sein. Eine heilkundliche Ausbildung, um es zu wiederholen, wird nicht vorausgesetzt.

Die Überprüfung als Verwaltungsakt kann im Falle des Nichtbestehens endlos wiederholt werden. Im Bestehensfalle ist der Heilpraktiker berechtigt, sich mit nahezu jeder Methodik in nahezu jedem medizinischen Bereich zu schaffen zu machen. Eine Kontrolle seiner Praxisgepflogenheiten gibt es nicht, ebensowenig eine verbindliche Berufsordnung oder eine Kammer, die Verstöße gegebenenfalls ahnden könnte. (In Österreich ist die Ausübung der Heilkunde ohne Approbation verboten, in der Schweiz ist sie je nach Kanton erlaubt, geduldet oder untersagt.)

Heilpraktiker setzen bevorzugt die in vorliegendem Buch beschriebenen Diagnose- und Therapieverfahren ein. Eine geregelte Ausbildung in diesen Verfahren gibt es nicht, vielfach reicht der Besuch eines Abend- oder Wochenendkurses, um ein entsprechendes „Zertifikat" oder „Diplom" zu erhalten. Auch Fernlehrgänge per Post oder Internet dienen häufig als Qualifikation, nicht selten graduieren die Anbieter der jeweiligen Verfahren sich einfach selbst.

Zuletzt gilt der warnende Hinweis, dass die beschriebenen Verfahren nicht dadurch brauchbarer werden, dass sie vielfach auch in Arztpraxen, Kliniken und Rehabilitationseinrichtungen anzutreffen sind, und dass einige davon sogar in die offizielle Aus- und Fortbildung von Ärzten Eingang gefunden haben.

Es geht um Ihre Gesundheit. Bleiben Sie wachsam!

## Auswahl weiterführender Literatur

Coward, Rosalind: Nur Natur? Die Mythen der Alternativmedizin. München, 1995

Eberlein, Gerald (Hrsg.): Schulwissenschaft – Parawissenschaft – Pseudowissenschaft. Stuttgart, 1997

Goldner, Colin: Die Psycho-Szene. Aschaffenburg, 2000

Goldner, Colin (Hrsg.): Der Wille zum Schicksal: Die Heilslehre des Bert Hellinger. Wien, 2003

Hemminger, Hansjörg / Harder, Bernd: Was ist Aberglaube? Bedeutung, Erscheinungsformen, Beratungshilfen. Gütersloh, 2000

Kern, Gerhard / Traynor, Lee (Hrsg.): Die esoterische Verführung. Angriffe auf Vernunft und Freiheit. Aschaffenburg, 1995

Lambeck, Martin: Irrt die Physik? Über alternative Medizin und Esoterik. München, 2003

Oepen, Irmgard (Hrsg.): Unkonventionelle medizinische Verfahren. Stuttgart, 1993

Oepen, Irmgard / Prokop, Otto: Außenseitermethoden in der Medizin: Ursprünge, Gefahren, Konsequenzen. Stuttgart, 1997

Oepen, Irmgard / Sarma, Amardeo (Hrsg.): Paramedizin: Analysen und Kommentare. Münster, 1998

Parris, David / Lenz, Arnher: Dem Glauben auf den Zahn gefühlt: Ansichten eines Skeptikers. Neustadt, 1994

Prokop, Otto (Hrsg.): Medizinischer Okkultismus. München, 1993

Prokop, Otto / Wimmer, Wolf: Der moderne Okkultismus: Parapsychologie und Paramedizin. Paderborn, 2006

Randi, James: Lexikon der übersinnlichen Phänomene: Die Wahrheit über die paranormale Welt. München, 2001

Schweiger, Matthias: Medizin – Glaube, Spekulation oder Naturwissenschaft? Gibt es zur Schulmedizin eine Alternative? Germering, 2003

Shermer, Michael / Maidhof-Christig, Benno / Traynor, Lee (Hrsg.): Argumente und Kritik. Skeptisches Jahrbuch I. Aschaffenburg, 1997

Shermer, Michael / Maidhof-Christig, Benno / Traynor, Lee (Hrsg.): Endzeittaumel. Propheten, Prognosen, Propaganda. Skeptisches Jahrbuch II. Aschaffenburg, 1998

Shermer, Michael / Traynor, Lee (Hrsg.): Heilungsversprechen: Alternativmedizin zwischen Versuch und Irrtum. Skeptisches Jahrbuch III. Aschaffenburg, 2004

Spaink, Karin: Krankheit als Schuld? Die Fallen der Psychosomatik. Reinbek, 1994

Spöttel, Michael: Vergebliche Hoffnung. Der Mythos von sanften und natürlichen Krebstherapien. Aschaffenburg, 2006

Stiftung Warentest (Hrsg.): Die Andere Medizin: „Alternative" Heilmethoden für Sie bewertet. Berlin, 2006

Stöhr, Manfred: Ärzte, Heiler, Scharlatane: Schulmedizin und alternative Heilverfahren auf dem Prüfstand. Darmstadt, 2002

**Internet**

www.agpf.de
www.kidmed.de
www.ncahf.org
www.promed-ev.de
www.quackwatch.com
www.skeptiker.de

**Zeitschrift**

*Skeptiker*. Zeitschrift für Wissenschaft und kritisches Denken. Hrsg. von der Gesellschaft zur wissenschaftlichen Untersuchung von Parawissenschaften. Roßdorf (vierteljährlich)

**Notabene:** Die einzelnen Kapitel dieses Buches sind in einer fortlaufenden Serie auf *sueddeutsche.de* erschienen. Sie folgen insofern einer eng bemessenen Zeilenvorgabe und sind auf das Wesentliche beschränkt. Sie verzichten, wie üblich in Zeitungsartikeln, auf Quellenangaben und Querverweise. Gleichwohl geben sie, dem Selbstverständnis von Autor und *sueddeutsche.de* entsprechend, den aktuellen Stand der wissenschaftlichen Erkenntnis wieder. Die Auswahl der Verfahren orientiert sich an deren Verbreitungsgrad. Die Texte wurden für das Buch überarbeitet.

AGPF - Aktion für Geistige und Psychische Freiheit
Bundesverband Sekten- und Psychomarktberatung e.V.
Weltanschaulich, religiös und politisch neutral

# AGPF

Die AGPF ist ein Bundesverband von Vereinen, die sich mit Aufklärung und Beratung auf dem Psychomarkt befassen. Dazu gehört auch der Bereich der umgangssprachlich als Sekten bezeichneten Organisationen. 90% davon sind Anbieter auf dem Psychomarkt. Die AGPF wurde 1978 gegründet.

## Neutralität

Die AGPF ist satzungsgemäß neutral. Deshalb nimmt die AGPF keine Wertung der etwaigen weltanschaulichen Inhalte vor. Die AGPF bewertet Anbieter, Angebote und Handlungsweisen nach objektiven Kriterien.

## Verbraucherschutz

Die AGPF will nach ihrer Satzung „durch Aufklärung und Beratung Hilfe bei der Beurteilung von Angeboten geben, welche die Entscheidungsfähigkeit des Menschen so beeinflussen könnten, dass dieser in geistige und psychische Abhängigkeit geraten kann“ und „die Interessen der Verbraucher durch Aufklärung und Beratung wahrnehmen“.

## Aufklärung und Information

Die AGPF hält für Aufklärung und Information im Internet ein umfangreiches Angebot an Informationen über Sekten, Kulte und den Psychomarkt bereit. Neben Auskünften über einzelne Anbieter und Sachgebiete enthält es auch Archivmaterial, z. B. viele unveröffentlichte Gerichtsurteile.

## Beratung

Die AGPF bietet präferenzfreie zentrale Vermittlung zu den jeweils geeigneten und qualifizierten Beratungsstellen und Informationsangeboten.

Kontakt: Ingo Heinemann 53579 Erpel Grabenstr. 1 Tel. (02644) 980 130 Fax (02644) 980 131 eMail: Ingo.Heinemann@t-online.de

**www.AGPF.de** **eMail AGPF@AGPF.de**

Colin Goldner

**Die Psycho-Szene**

642 Seiten, gebunden, ISBN 3-932710-25-8, Euro 32.-

*Die Psycho-Szene* kann als Einführung in den esoterischen Psycho-Markt gelesen und zugleich als Nachschlagewerk für unseriöse und gefährliche Angebote genutzt werden. Das Buch vermittelt einen Überblick über das Geschäft mit Heil & Heilung, zeigt Querverbindungen auf und stellt den ideologischen Hintergrund dar. In 150 Abschnitten werden über 2000 Verfahren, Begriffe und Namen vorgestellt und kritisch untersucht.

Colin Goldner

**Vorsicht Tierheilpraktiker!**

„Alternativveterinäre" Diagnose- und Behandlungsverfahren

312 Seiten, gebunden, ISBN 3-86569-004-1, Euro 29.-

Die materialreiche Untersuchung der „alternativen" Tierheilkunde informiert über den Berufsstand und die Qualifikation von Tierheilpraktikern, Tierhomöopathen und Tierpsychologen. Im Mittelpunkt steht eine Bestandsaufnahme der eingesetzten Verfahren und Methoden und deren kritische Bewertung.

Studentischer Sprecherrat der Universität München (Hrsg.)

**„Niemand kann seinem Schicksal entgehen..."**

Kritik an Weltbild und Methode des Bert Hellinger

Dritte, erweiterte Auflage, 250 Seiten, kartoniert,

ISBN 3-86569-007-6, Euro 15.-

Der Band stellt die zentralen Kritikpunkte an Menschen- und Geschichtsbild des „Familienaufstellers" Bert Hellinger sowie an seiner Vorstellung von systemischer Therapie dar und wirft einen Blick auf das Netzwerk seiner Anhänger.

Michael Spöttel

## Vergebliche Hoffnung

Der Mythos von sanften und natürlichen Krebstherapien
158 Seiten, kartoniert, ISBN 3-86569-009-2, Euro 13.-

Das Geschäft mit der Hoffnung ist eines der dunkelsten Kapitel der sog. Alternativmedizin. Dies verdeutlicht Autor Michael Spöttel am Beispiel unkonventioneller Krebsheilmethoden. Ausgehend von spektakulären Fällen stellt er die diversen Verfahren vor, erörtert ihren ideologischen Hintergrund und die daraus abgeleiteten medizinischen Vorstellungen. Dabei zeigt sich, daß sich keine der propagierten Alternativen auf der Höhe aktueller wissenschaftlicher Erkenntnisse befindet und die vorgeblichen Erfolge lediglich durch anekdotische Berichte belegt sind.

Michael Shermer / Lee Traynor (Hrsg.)

## Heilungsversprechen

Alternativmedizin zwischen Versuch und Irrtum
Skeptisches Jahrbuch III
Überarbeitete Auflage, 256 Seiten, kartoniert, ISBN 3-932710-86-X, Euro 15.-

Die so genannte Alternativmedizin profitiert von den Ängsten und Hoffnungen der Patienten ebenso wie von der berechtigten Kritik an der „Drei-Minuten-Medizin". Der dritte Band der Reihe *Skeptisches Jahrbuch* untersucht einige der wichtigsten Phänomene auf dem Heilungsmarkt.

Sybille-Christin Jacob / Detlef Drewes

## Aus der Waldorfschule geplaudert

Warum die Steiner-Pädagogik keine Alternative ist
Zweite, erweiterte Auflage, 263 Seiten, kartoniert,
ISBN 3-932710-84-3, Euro 14,50

Das Buch untersucht Waldorfpädagogik und Waldorfschulen und entlarvt das positive Vorurteil von der „kreativitätsfördernden", „alternativen" Pädagogik.

**Alibri, Postfach 100 361, 63703 Aschaffenburg**
**verlag@alibri.de, www.alibri.de**